Maria L. Schasteen

# Gary Young

## Der Pionier der modernen Aromatherapie

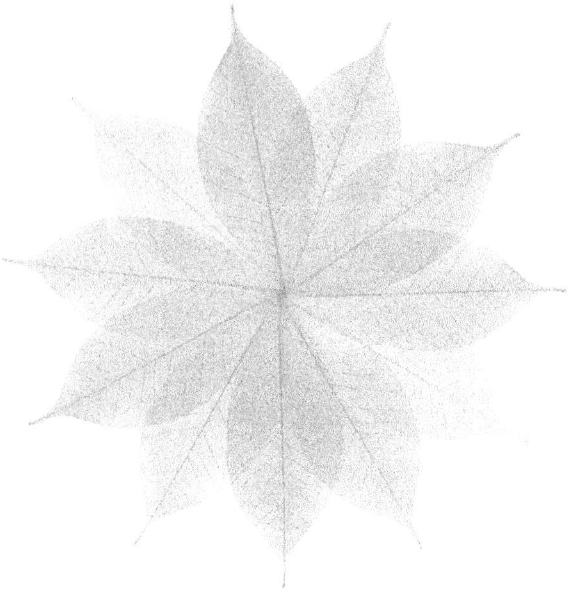

Maria L. Schasteen

# Gary Young

## Der Pionier der modernen Aromatherapie

Crotona

„Der einzige Grund für die Reise der Seele ist,
die spirituelle Notwendigkeit des Gebens zu lernen.
Ein Leben von Bedeutung ist ein Leben des Gebens."

– Harold Klemp, *The Living Word* –

**Impressum**

ISBN 978-3-86191-109-3
Deutsche Originalausgabe:
2. Auflage 2024

Kammer 11, D-83123 Amerang
www.crotona.de



Umschlaggestaltung: Annette Wagner
Druck: CPI Ebner & Spiegel • Ulm

# Inhalt

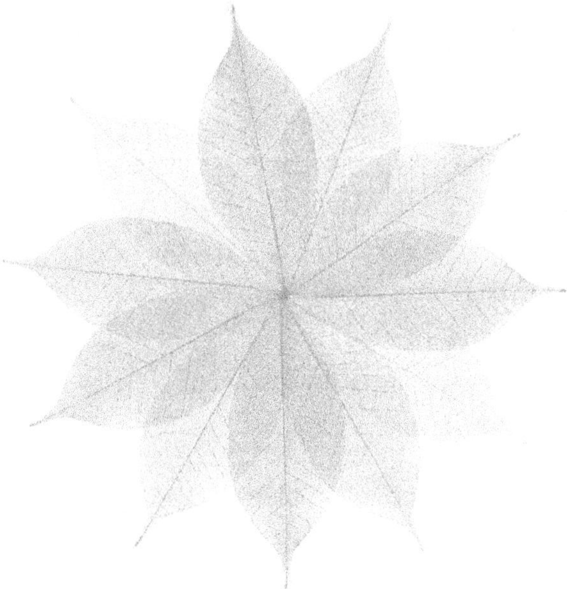

# Auf dem Weg in die Wildnis

Tiefe Ruhe lag noch über der kleinen Holzhütte, die am Waldrand vor einer Lichtung von einer leichten Nebeldecke bedeckt war. Der Tag war noch nicht angebrochen, und die tiefen, rhythmischen Atemzüge der drei Brüder im Zimmer lagen in der kalten Morgenluft. Nur Gary war hellwach, und in seinem träumenden Bewusstsein erschuf er neue Welten vor seinem inneren Auge.

„Galopp, galopp!", feuerte er seinen dunkelbraunen Hengst an. Die Mähne stand wie eine Fahne im Wind, und er flog wie auf Adlers Flügeln über Wiesen und hinein in dichte Wälder, wohin nur selten ein Fremder vordrang. Er liebte die Waldeinsamkeit und die Abgeschiedenheit, fernab der modernen Städte mit ihrem dumpfen, nie enden wollenden Straßenlärm und den grellen Neonbeleuchtungen, die ein verführerisches Leben vorgaukelten. Eigentlich kannte er gar nichts anderes als seine Wälder und die Urkräfte der Natur, mit denen er in der Wildnis leben wollte. Mit einem kühnen Satz sprang er vom Pferd, um einen armdicken Ast zu entfernen, den der Sturm vom Baum gerissen hatte. Traum und Wirklichkeit verschmolzen. Gary hatte den sengenden Sommer hindurch als Ranger in der entlegenen Wildnis von Idaho die Außenposten mit Proviant versorgt und war viertausend Kilometer im Sattel durch unwegsame Wälder und entfernte Reviere als Feuerwache unterwegs gewesen. Er hatte das Überleben in der Wildnis trainiert, Feuer für die eiskalten Nächte aus Steinen geschlagen, von der Jagdbeute und den Früchten des Waldes gelebt und seine Freiheit genossen.

Ein paar Sonnenstrahlen fielen wie goldene Lichtspeere in den dunklen Wald. Alles war still. Selbst die wilden Tiere im Wald schienen einen gewissen Respekt vor der kraftvollen Erscheinung dieses Menschen zu haben, der zugleich Wärme und Stärke ausstrahlte. Er hatte Herz und Geist am rechten Fleck, und das Leben schien für ihn ein einziges Abenteuer zu sein, das keine Grenzen kannte.

Gary war achtzehn Jahre alt, und seine jugendliche Kraft unbändig. Jede Sehne seines Körpers war wie ein Bogen gespannt, der seinen Pfeil zielgerade auf Freiheit richtete. Seine Willenskraft war glasklar und scharf wie ein Kristall und seine Zielstrebigkeit so gewaltig wie die Niagarafälle, die keinen Kompromiss kennen.

Einmal in Bewegung gesetzt, stürzen die Wassermassen mit Donnern und Getöse in die Tiefen, und kein Hindernis könnte je standhalten. So kompromisslos und treu war Garys Leben. Nichts konnte diesen Mann von seinem Ziel abhalten. Und Ziele hatte Gary viele …

~

Gary fuhr aus dem leichten Traum hoch. „Ist es endlich soweit?", fragte er sich atemlos. Ein Blick zum Fenster verriet: Der Morgen graute. Er sprang leise und behende wie eine Gazelle aus dem Bett. Die Brüder schliefen noch fest. Er lächelte in sich hinein bei dem Gedanken: „Heute wandere ich nach Kanada aus! Ich habe mein Ziel erreicht!" Der Traum seiner Jugend sollte sich heute erfüllen. Seine neue Heimat würde noch einsamer sein als die Gegend seines Elternhauses, noch tiefer in der Wildnis und der Einsamkeit der dichten, endlos scheinenden kanadischen Wälder gelegen.

Sein Koffer war gepackt, und seine Überlebensausrüstung stand bereit. „Wo ist das Jagdmesser?", suchte er in der spärlich beleuchteten Stube. „Die Axt, die Motorsäge und der Kanister für Benzin", checkte er seine Reiseliste, die er im Kopf hatte. Die regenfeste Jacke hing am Wandhaken, und darunter standen die neuen Bergschuhe, die er sich mit seinem wohlverdienten Geld gekauft hatte, denn festes Schuhwerk war für seine neue Existenz in Kanadas Einsamkeit lebensnotwendig.

Am Frühstückstisch zwinkerte seine Mutter ihm aufmunternd zu: „Iss ordentlich, du wirst es brauchen!" Sie beobachtete ihn mit einem lachenden und einem weinenden Auge. „Jetzt geht er fort! Wann werde ich ihn wiedersehen?", unterdrückte sie einen stummen Seufzer. Doch dann huschte ein Lächeln der Erleichterung über ihr Gesicht: „Ein Kind haben wir nun aus dem Haus. Das schafft mehr Raum für die Sieben übrigen von uns." Die Familie hatte zu acht in einer achtzig Quadratmeter großen Vierzimmerbehausung gelebt, die kein fließendes Wasser hatte. Bis vor zwei Jahren war Elektrizität für sie noch unbekannt.

Das Feuer im Ofen knisterte und erwärmte die kalte Wohnküche, wo die Familie nun vollzählig um den Tisch saß. Die züngelnden Flammen von der Feuerstelle malten die Wände noch dunkler, die schon von Ruß geschwärzt waren. Die Stimmung schien bedrückt. Jeder bemühte sich, seine Trauer um den Abschied zu verbergen. Gary war ihnen allen ans Herz gewachsen. Er war zu jeder Arbeit und zu jedem Spaß bereit gewesen, und seine fröhliche, kreative und lebenslustige Art war ansteckend.

Gleich nach dem deftigen Frühstück, das aus Speck und Ei, Mutters selbstgebackenem Brot und schwarzem Kaffee bestand, packte Gary alles Notwendige in seinen roten Mustang: den Schlafsack, den Rucksack. Er wollte rechtzeitig aufbrechen, um vor Einbruch der Dunkelheit in British Columbia zu sein. Die Mutter schob ihm noch ein Esspaket zu, gefüllt mit frisch geräuchertem Speck und einem Sack mit Nüssen, Sonnenblumenkernen und gedörrten Früchten, die spärlich und daher kostbar in dieser Waldeinsamkeit waren.

Um diesen ungewohnten Abschiedsschmerz zu verkürzen, nahm die Mutter ihren Sohn rasch und entschlossen in die Arme und drückte ihn fest an sich. Für einen Augenblick schloss sie die Augen und sah Gary, gerade einmal vier Jahre alt, mit erhobenem Haupt und geschwellter Brust vor sich stehen und verkünden: „Eines Tages gehe ich nach Kanada!" Seine Augen blitzten schon damals vor Abenteuerlust. Heute war dieser Tag gekommen.

Die Geschwister standen da und wussten nicht recht, wie sie dreinschauen sollten. Die Mädchen waren beklommen. Sie schienen ihren großen Bruder und Beschützer jetzt schon zu vermissen. Der jüngste Bruder, gerade erst zehn Jahre alt, stand unschlüssig da und konnte es noch nicht recht glauben, nun ohne Gary auskommen zu müssen. Das war fremd für ihn. Er war entmutigt und kleinlaut, was gar nicht seine Art war. Anerkennend, nahezu ehrfürchtig hingegen standen seine anderen Brüder da und beobachteten Gary, wie er das letzte Gepäckstück mit Elan in seinen Sportwagen schwang. Er genoss die Aufmerksamkeit sichtlich und hätte nicht glücklicher sein können.

„Mit dem Sportwagen in Kanadas Wildnis?", musste sich der Vater gedacht haben, als er vom Gehöft mit den schmutzigen Stallstiefeln über den Einfahrtsweg herüber schlürfte. Aber er vermied alles, was Gary in irgendeiner Weise hätte zögern lassen. Stattdessen klopfte er ihm aufmunternd auf die Schulter und sagte mit starker Stimme: „Sohn, ich habe dich das Überleben in der Wildnis gelehrt. Jetzt bist du dran. Schau auf dich und melde dich, wenn du deinen Platz gefunden hast." Nach diesen Worten drehte er sich abrupt um und stapfte schweren Schrittes zurück zum Stall. Auch sein Herz war schwer. Verlor er doch jetzt seine helfende Hand. Die Zukunft war ungewiss. Würde der Sohn je wieder heimkehren? Viele Gedanken gingen ihm durch den Kopf.

Bevor Gary sich ins Auto schwang, flüsterte er noch seiner Schwester zu: „Sage Elly, ich hol sie nach! Bald bin ich zurück. Sie soll alles zusammenpacken." Elly war seine Jugendfreundin gewesen. Gemeinsam hatten sie so allerhand Dummheiten in der Dorfschule getrieben und wie Pech und Schwefel zusammengehalten. Ihre gegenseitige Zuneigung wuchs langsam mit ihnen auf und entwickelte sich zu Liebe. Elly hatte ihm versprochen, auf ihn zu warten, während er in Kanada für sie beide ein Zuhause finden würde. Beschwörend sagte Gary nochmals: „Ich hole sie ab! Ich bereite ihr ein neues Heim! Sage ihr das!" Die Schwester nickte beflissen. Doch sie sah Elly noch wie gestern vor sich, wie sie Gary anflehte: „Bleib doch da! Bleib bei mir!" Es schien der Schwester also die nächstbeste Sache zu sein, Elly nachzuholen.

Gary winkte ein letztes Goodbye. Der Motor heulte auf, die Räder drehten sich auf der losen Erde und wirbelten den Staub auf, als Gary lachend aufs Gas stieg. Er tat sich in seinem Übermut sichtlich schwer, langsam zu fahren. Die Waldstraße war vom Regen ausgewaschen und wies Schlaglöcher auf. „Nur nicht aufsitzen! Schön vorsichtig!", ermahnte er sich in Gedanken und strebte dem Wald zu. Die zurückgebliebene Familie winkte, bis das rote Auto hinter den dunklen Tannen völlig verschwand.

An jenem Tag der Abreise war es im Bauernhaus ungewöhnlich still. Das sonst so ausgelassene Lachen der Kinder war verhalten. Der lautstarke Wortwechsel der Größeren war wie gedämpft an jenem Tag, an dem Gary seine große Reise angetreten hatte. Der September sandte seine kühlen Windstöße bis in die gute Stube hinein. Trotz prasselnder Feuerstelle musste man die Weste enger um sich ziehen, und die Vorahnung eines eiskalten Winters in der Waldeinsamkeit lag drohend in der Luft.

Je weiter Garys Auto auf der breiten, spärlich befahrenen Autobahn zielstrebig nach Norden düste, desto mehr kam ihm zu Bewusstsein, dass er mit einem Male alles, was er je liebte, zurückgelassen hatte. Besonders bedrückten ihn die traurigen Augen seiner Elly. Er musste seine Gedanken gewaltsam zügeln und in Richtung seines neuen Zieles lenken, um nicht in Wehmut zu verfallen.

~

Seit jenem Tag, als Gary seine Familie verließ, um sein eigenes Leben im hohen Norden zu beginnen, waren zwei volle Jahre ins Land gegangen. Dem jungen Mann gelang alles, was er in Angriff nahm, und eine glückliche Fügung begleitete ihn. Er erhielt als einer der Letzten vom Land Kanada einen Grund zugewiesen, der ihm gehören sollte. Hier konnte er seine Träume vom einsamen Leben voll Freiheit in den endlosen Wäldern Kanadas verwirklichen. Er war Grundbesitzer geworden! Sogleich ging er daran, für sich und seine Liebste ein Zuhause zu schaffen.

Einstweilen schaute Elly sehnsüchtig aus dem Fenster ihres Elternhauses in die unwirtliche Herbstlandschaft hinaus und dachte bangen Herzens: „Ob er je wiederkommt?" Die Zeit des Wartens schien, als wäre die Kuckucksuhr an der Stubenwand stehengeblieben. Zärtlich drückte sie den Brief an ihr Herz, auf den sie lange gewartet hatte. Der Postbote kam ja nur einmal die Woche in dieser Einsamkeit vorbei. Da schnitt ein schriller Ton durch die Stille und lähmte ihre trüben

Gedanken. Für einen Augenblick blieb ihr Herz stillstehen. Sie lief zum Telefon, das Gott sei Dank vor Kurzem in diese entlegene Gegend gelegt worden war. Was für eine moderne Stadt eine Selbstverständlichkeit war, mutete hier in der Einsamkeit irgendwie unnatürlich an. Aber das Telefon war die Lebenslinie zu den Grenzkontrollen. Davon profitierte sie jetzt. „Hallo!", hauchte sie erwartungsvoll ins Telefon und rief voll Freude aus: „Gary, Gary! Wie geht's dir?" Ihre Stimme überschlug sich. „Das neue Blockhaus ist fast fertig! Alles wartet auf dich!", platzte Gary heraus. Für einen Augenblick sah Elly sich in ihrer neuen Heimat. Sie lachte begeistert auf.

„Ich hab einen schönen Platz im Wald gerodet, wo du den ganzen Tag Sonne hast. Es wird dir gefallen!" Gary lauschte intensiv ins Telefon. „Wird sie kommen?" Sein Herz schlug laut. Er wusste, dass ihre Eltern gegen diese Verbindung waren. Elly war ihre einzige Tochter, und sie wollten ihr Kind auf keinen Fall verlieren, schon gar nicht in die Wildnis im hohen Norden in einem fremden Land. Elly lachte: „Wann kommst du mich holen?" Gary war begeistert. Ein Stein fiel ihm vom Herzen. Sie lachten und scherzten, und er erzählte ihr von allerlei Abenteuern auf seiner neuen Ranch. Sie versprach, auf seine Ankunft zu warten.

Es hatte einiger Überredungskunst bedurft, um Ellys Eltern davon zu überzeugen, dieser Verbindung zuzustimmen. Sie schienen zu ahnen, dass Gary ein Abenteurer war, und überließen ihre Tochter widerwillig diesem Vagabunden. Doch Gary und Elly waren schon seit Kindheit ein Herz und eine Seele. Elly wusste, wie sie Garys Träumen Flügel verleihen konnte, und Gary hatte immer neue, kühne Ideen und Überraschungen für sie bereit, die sie liebte. „Du wählst ein entbehrungsreiches Leben in dieser einsamen Bergwelt Kanadas, wo sich Bär und Wolf Gute Nacht sagen", warnten die Eltern und fügten hinzu: „Entscheide weise." Insgeheim dachten sie: „Wenn sie es dort nicht mehr aushält, dann holen wir sie einfach wieder zurück." Dieser Gedanke war ein gewisser Trost für die Eltern gewesen, und sie gaben schließlich ihren Segen und ließen ihre Tochter ziehen.

~

Gary führte sein Pferd über die Rampe in den Pferdeanhänger. Er flüsterte ihm etwas ins Ohr, was das Pferd zu beflügeln schien. Bandido schnaubte vor Lust und wieherte, dass es ringsum widerhallte. Monate waren vergangen, als die beiden wie ein Pfeil über Wiesen und durch Wälder flogen, denn es konnte Pferd und Reiter nicht schnell genug gehen. Abenteuer war auf ihre Fahne geschrieben. Das Pferd wusste instinktiv, dass nun ein neues Leben für sie beide begann, und ließ sich bereitwillig in den Transporter führen. Gary war zurückgekehrt an den Hof seiner Eltern, um seine Elly, sein Pferd und sein Hab und Gut abzuholen. Es war bereits November geworden und höchste Zeit, den neuen Wohnsitz für den Winter zu beziehen.

Garys Mutter sah vom Fenster aus wehmütig zu und war sich sicher: „Es wird ein Abschied für immer sein." Sie beobachtete durch die regennassen Novemberscheiben, wie Elly ihre Sachen in den Pickup Truck packte. Elly war kräftig und jung und teilte Garys Abenteuerlust. Versonnen kamen ihre eigenen Jugendbilder nach einer langen Ehe wieder zurück. Auch sie hatte einst von einem Leben in der Einsamkeit geträumt, von Kindern und einem trauten Familienleben. Schnell musste sie lernen, sich an das harte Leben in der Natur zu gewöhnen.

Während Elly sich für die Reise fertig machte, lächelte sie. Auch sie hing ähnlichen Gedanken nach wie Garys Mutter und hatte ihre rosige Zukunft vor Augen. Sie träumte von ihrer eigenen Familie und von Mutterglück. Ihr ganzes Leben war sie mit der Natur verbunden gewesen, daher zog es sie förmlich in die Einsamkeit, die sie mit Gary teilen wollte. Eine unbändige Lust zu leben überkam sie, als sie sich ins Auto setzte und Gary den Motor startete. Ein letztes Lebewohl. Jeder auf der Ranch wusste, dass es ein Abschied für lange Zeit sein würde.

Nach sieben Stunden mit zwei Zwischenstops, um das Pferd zu versorgen, kamen sie auf einer Waldlichtung an. Die Sonne wollte sich gerade zur Ruhe setzen. Am schützenden Waldrand sah Elly gleich ihr neues Heim und konnte ihre Begeisterung nicht verbergen. „Wie schön, Gary! Danke!", rief sie aus und drückte seine Hand.

Gary hatte in der Zwischenzeit ganze Arbeit geleistet. Er hatte das Holz gefällt und eine Lichtung in den Wald geschlagen, ein kleines Haus gebaut und für eine bequeme Einrichtung gesorgt. Er wollte Elly ihr neues Leben so angenehm wie möglich machen. Fein säuberlich gehacktes Holz war neben dem Ofen aufgerichtet. Elly machte sich gleich daran, den Ofen einzuheizen. Es war zwar noch nicht Winter, aber es war bereits bitterkalt. Die Novembernässe kroch in die Glieder, und der warme Atem war sogar im Raum zu sehen. Während das Feuer prasselte und der Teekessel sang, packte Elly ihre Küchenutensilien aus, die sie mitgebracht hatte. Mit dem großen neuen Kochlöffel rührte sie Maismehl in Wasser ein und stellte es zum Köcheln auf den Herd. Dann schnitt sie den mitgebrachten Speck in die Bratpfanne. Es spritzte und prasselte, und bald duftete die ganze Stube köstlich nach Essen. Gary und Elly fühlten sich wie Könige!

Früh setzte die Nacht ein, und das junge Paar rückte näher zusammen. Sie waren glücklich und träumten von einem guten Leben. Gary hatte ein Jahr nach seiner Ankunft in Kanada vom Staat im letzten *Homestead Act* im Cariboo District 320 Hektar Land in der Wildnis an der kanadischen Außengrenze zugeteilt bekommen. Ein Geschenk des Himmels! Gary hatte Grund und Boden, den er sein Eigen nennen konnte, und begann alsbald eine Pferderanch und einen Holzhandel aufzubauen. Das Geschäft blühte und war sehr erfolgreich. Tieflader rollten über den unebenen Waldweg zur Laderampe und verluden Holz. Das nervige Piepsen der Lastwägen durchbrach die Waldstille, wenn sie den Retourgang eingelegt hatten.

Dann wieder durchschnitt der vibrierende, quietschende Ton einer Säge die Stille der Bergeinsamkeit. Da wusste Elly: „Gary ist in seinem Element." Wenn Gary dann von der schweren Holzarbeit abends hereinkam, erwartete ihn ein duftender Topf mit Speckbohnen, Hirschgulasch oder anderen Köstlichkeiten. Gary sorgte für den Lebensunterhalt. Er brachte Fleisch nach Hause, und wenn das Jagdglück ihm hold war, hatten sie für den Winter reichlich Fleischvorräte. Der war auch notwendig, um das Überleben in der Einsamkeit zu sichern. Garys neues Heim war schließlich in der Wildnis, fünfzig Kilometer von der nächsten Stadt entfernt. Da führte im Winter keine geräumte Straße aus dem Wald hinaus. Man war angewiesen auf das, was Mutter Natur bereitstellte, und musste für den Winter vorsorgen. Oft kamen Wölfe und Bären bis zum Gehöft auf der Suche nach Futter. Im Sommer sammelte Elly Kräuter und Beeren im Wald, und Gary hatte ihr einen kleinen Garten mit Glashaus angelegt, denn in diesen kalten Breiten mussten die Pflanzen geschützt sein, um zu reifen. Während des Tages heizte die Sonne die Luft im Glashaus auf, und in den bitterkalten Nächten bot es den Pflanzen Schutz vor dem Frost.

Gary war mit seinen jungen Jahren – er hatte gerade seinen vierundzwanzig Geburtstag gefeiert – nicht nur ein erfolgreicher Geschäftsmann, er war auch aus ganzem Herzen Bauer. Alles, was er von seinem Vater am Hof gelernt hatte, kam ihm jetzt fern der Heimat auf seinem eigenen Land zugute: Die Aufbereitung des Bodens, das Ziehen der Pflanzen aus Samen, die Ernte. Nur für die Landwirtschaft blieb Gary wenig Zeit. Das Gelände eignete sich auch nicht für Ackerbau; aber Pferde und Rinder waren hier zu Hause. Elly versorgte die Kühe und brachte täglich die frische Milch in die Wohnküche. Gary war viel im Wald. Er fällte Bäume und kümmerte sich um seinen Holzhandel. Das Leben war mit harter Arbeit ausgefüllt. Es machte Freude zu sehen, wie alles florierte. Das Leben hätte nicht schöner sein können.

~

An jenem kalten Februarmorgen im Jahre 1973 schien die Zeit für einen Augenblick stehen geblieben zu sein.

Der Morgenfrost bedeckte die traute Waldheimat, und eine ehrwürdige Ruhe lag über dem Landhaus, die zugleich beklemmend wirkte. Auf dem Holzplatz drüben am Waldrand regte sich nichts. Wie eine stille Vorahnung deckte eine dünne Nebelschicht Wald und Lichtung zu und hielt mit feuchten Händen alles in festem Griff.

Elly kuschelte sich eng an ihren Beschützer. Sie suchte Wärme an diesem unwirtlichen, kalten Morgen. Das Feuer im Ofen war ausgegangen, und es lag eine beißend kalte Luft auf der Bettdecke und im Raum. Von der harten Arbeit müde geworden, suchte sie Schutz und Sicherheit. Sie zog die feuchte Decke fester um sich und lauschte in die Stille. Der Tag brach an.

Das Tagewerk begann.

Gary stand am Fenster und betrachtete durch die angelaufenen Scheiben den Holzplatz. Er schien in seinem Kopf Zahlen zu wälzen. Seine Augen blitzten. Seine Kraft schien unerschöpflich. Er liebte seine Arbeit, auch wenn sie schwer und oft gefährlich war. Auch heute, am 8. Februar, hätte er sich auf sein Tagewerk gefreut, wäre da nicht dieser störende Traum gewesen, dem er für einen Augenblick nachhing. Doch mit einer entschlossenen Geste wischte er diesen Gedanken weg, winkte Elly zu, warf sich seine dicke Jacke über und trat in den kalten Morgen hinaus.

Mit der Motorsäge über der Schulter ging er schnellen Schrittes auf ein Waldstück zu. Jedes Mal beim Ausatmen stieg ein lustig tanzendes Wölkchen vor ihm hoch, das seinen Körper verließ, um sich mit dem Universum zu vereinen. Es war wie ein stilles Gebet, welches das Geschöpf mit dem Schöpfer verband. Er lächelte dankbar bei diesem Gedanken.

Bis Mittag wollte er die markierten Bäume noch fällen, die Äste entfernen und die Stämme mit seinem Pferdegespann aus dem Wald zum Holzlagerplatz bringen. Gary und seine Pferde waren ein eingespieltes Team. Wie oft hatten sie gemeinsam die schweren Stämme über den weichen Waldboden gezogen – das war für den Wald die schonendste Art, um Bäume zu transportieren. Außerdem gab es damals noch keinen Harvester, der mit seinem meterlangen Arm in den Wald greift und Bäume umschneidet, schält und säuberlich lagert. Gary war durch und durch ein Waldmann, der keine Mühe scheute, wenn es darum ging, die Natur und seine Geschöpfe zu schonen. Hätte er auch noch so teure Maschinen zur Verfügung gehabt, er vertraute auf seine stämmigen Zugpferde und die einfache Lebensweise.

Eigentlich waren an jenem unfreundlichen Morgen keine idealen Bedingungen, um Bäume zu schneiden; aber Gary erwartete in den nächsten Tagen einen Transporter, der eine bestellte Ladung Holz abholen sollte. Die Arbeit musste also getan werden.

Hunderte Male hatte Gary seine Motorsäge an Bäume angesetzt, die Fallrichtung bemessen, einen Keil eingeschnitten. Die Motorsäge heulte auf und dröhnte ohrenbetäubend, während sie sich Zentimeter um Zentimeter durch den dicken Holzstamm einer Fichte, Kiefer oder Tanne fraß. Dieses Baumholz war im Sägewerk besonders begehrt.

Heute war es nicht anders. Gary schaute sorgfältig am Stamm der gewaltigen Rotfichte durch die ausladenden Äste in die spitzwipfelige Krone empor und schätzte die Höhe auf gut fünfzig bis sechzig Meter. Der Durchmesser war etwa anderthalb Meter. Der Baum war ein Prachtexemplar, das hundertzwanzig Jahre hier gelebt hatte. Nun drohte er den jungen Bäumen, die nachwuchsen, das Licht zu nehmen. Das machte das Fällen notwendig.

Gary hatte alle Vorsichtsmaßnahmen beachtet. Der letzte Schnitt, die Säge quietschte. Die Fichte fiel unter Krachen und Zischen zu Boden und wirbelte den Schnee von den angrenzenden Bäumen hoch in die Luft. Der Waldboden bebte vom Aufprall und sandte Schockwellen durch den Wald. Die Äste federten nach, erst wild, dann immer ruhiger werdend, bis sie ganz zur Ruhe kamen. Dann war alles still. Wie mit Feenhand rieselte der weiße Schnee, der auf den Nadeln der Nachbarbäume lag, langsam zu Boden, als wollte er den geschlagenen Baum und den Holzfäller liebevoll zudecken.

Langsam erwachte Gary aus einem pechschwarzen Traum. Er konnte sich nicht bewegen, den Kopf nicht drehen. Ein stechender Schmerz raubte ihm sogleich wieder sein Bewusstsein, und er fiel zurück in einen tiefen, traumlosen Abgrund. Da lag ein Mann, zerschlagen und bewusstlos auf seinem vertrauten Waldboden. Die Blätter, die Nadeln und das dichte Moos bemühten sich, ihm ein weiches Lager zu bereiten, aber Gary wusste nichts davon.

Drinnen im Haus stutzte Elly. Sie bemerkte, dass sie nun schon seit geraumer Zeit keine Motorsägen-Geräusche mehr gehört hatte. „Nanu, ist Gary heute schon fertig?", wunderte sie sich. „Er hat doch gerade erst begonnen." Sie lauschte. „Ungewöhnlich", blitzte es ihr durch den Kopf, und plötzlich begann die Stirn zu brennen, als würden tausend Nadelspitzen auf einmal zustoßen. Es lief ihr heiß und eiskalt über den Rücken. Eine Vorahnung packte sie und hielt sie in eisernem Griff, dass sie für einen Augenblick weder atmen noch sich bewegen konnte. Jede ihrer Nervenzellen war mit einem Mal in höchster Alarmbereitschaft.

Sie riss den Mantel vom Haken und stieß die Tür auf: „Gary! Gary!", schrie sie aus voller Kehle. Sie lief über den Hof zum Waldstück hin. Je näher sie dem Wald kam, desto ängstlicher wurde ihr Herz, ihr Atem überschlug sich und ihre Füße schienen den Boden nicht mehr zu berühren. Sie flog. Unterbewusst nahm sie das

Zuschlagen einer Autotür wahr. Ein Mitarbeiter war zur Arbeit gekommen und schaute Elly verständnislos nach. Doch ihr Verhalten erzeugte in ihm eine gewisse Unruhe, und die Dringlichkeit, mit der Elly unterwegs war, ließ auch ihn handeln.

„Gary, Gary, wo bist du?", stieß sie weinerlich hervor. Sie lauschte in den Wald, überlegte, in welche Richtung sie laufen sollte. Intuitiv wusste sie, dass etwas ganz Schlimmes passiert war, und ihre Füße trugen sie automatisch. „Dort!", schrie sie dem Arbeiter zu. Mit einem Satz war sie an der Unfallstelle. Gary lag da, die Augen geschlossen, reglos. Er war halb von Ästen bedeckt. Ein aufgerissener, gespaltener Baumstamm lag neben seinem Kopf. Sie fiel auf ihre Knie. „Gary, Gary!", presste sie hervor. Doch er regte sich nicht.

Der Rettungshubschrauber, den der Mitarbeiter angefordert hatte, war innerhalb von zehn Minuten da. Von Weitem hörte man Propellerlärm. Über der Lichtung entstand ein Sog, der die Bäume wie einen schwingenden Kreisel auseinanderbog, als der Hubschrauber vorsichtig auf dem Landeplatz niedersetzte. Der Mitarbeiter duckte sich, hielt seine Kapuze fest und kniff die Augen zu. Zwei Sanitäter sprangen aus dem Flugzeug, packten eine Bahre und den Ärztekoffer und rannten in die Richtung, die der Holzarbeiter anzeigte. Über Funk war die Notaufnahme des städtischen Landeskrankenhauses informiert worden. „Unfallursache: Waldarbeiten", schrie einer von ihnen eindringlich ins Funkgerät, als sie die Lage überblickten. „Roger." Die Funkantwort ging im Tumult unter. „Stabilisieren!", war die kurze Anordnung des Notarztes. Vorsichtig, ganz vorsichtig wurde ein Tragetuch unter das Opfer geschoben, womit man den Mann auf die Bahre heben konnte. Man wusste ja nicht, ob Knochen gebrochen waren. Selbst hier, im entlegensten Waldgebiet Kanadas, funktionierte die moderne Rettungskette.

Gary dämmerte aus seiner Bewusstlosigkeit heraus und wieder hinein. Wäre er ein unsichtbarer Zuschauer an der Unfallstelle gewesen, was hätte er sich wohl gedacht? Da war ein junger Mann in seiner vollen Kraft, und im nächsten Augenblick lag er hilflos da, von einem Baum getroffen und zerbrochen. „Ein einziger Augenblick kann mein Leben in seinen Grundfesten erschüttern und grundlegend verändern." Das wusste Gary nun in seinem Inneren. Aber ob er es würde akzeptieren können? Gary hatte hochstrebende Ziele und war es gewohnt, seine Vorhaben durchzuführen, und das mit überdurchschnittlichem Erfolg. Aber das ...?

Elly sah mit verweinten Augen von Weitem zu. Wie im Traum hörte sie, wie die Türe des Helikopters mit ihrem Gary an Bord zuschlug, das Rattern des Propellers immer schneller und schneller wurde und der Hubschrauber sich langsam vom Boden abhob und senkrecht in die Luft aufstieg. Mit einem leichten Seitenschwung setzte der Pilot eine Schleife an und war auch schon über den Baumwipfeln verschwunden.

Der Mitarbeiter wollte seinen tröstenden Arm um Elly legen, die wie versteinert dastand. Aber er wusste nicht, wie man tröstet. Sie gingen ins Haus. Ganz automatisch stellte Elly Tee zum Aufwärmen auf den Herd. Sie setzte sich still, die Hände im Schoß gefaltet, in Garys Lieblingsstuhl und blieb reglos sitzen.

~

Es war nach Dienstschluss, als das Telefon bei Dr. David Smith schrillte. Er war der Leiter der Unfallchirurgie im städtischen Landeskrankenhaus. „OP. Bitte kommen Sie sofort!", war die kurze, dringende Bitte des Oberarztes. „Komme sofort!", war die ebenso kurze Antwort. Ein Anruf wie dieser bedeutete nichts Gutes, das wusste der Arzt. Er warf seinen Mantel um und stürmte zur Tür hinaus. Nach einer etwa zehnminütigen Fahrt ging er mit raschen Schritten in sein Dienstzimmer, zog die sterile Arztkleidung an, schlüpfte in die weißen Dienstschuhe und schritt zielstrebig auf den OP-Saal zu. Im Gehen knöpfte er seinen weißen Mantel zu und lauschte aufmerksam den Ausführungen seines Assistenten.

„Ein Holzfäller-Unfall. Er wurde von einem Baum erschlagen, aber er lebt. Er hat drei offene Schädelfrakturen, einen unvollständigen Bruch des Rückenmarks an drei Stellen mit elf lumbalen Bandscheibenprotrusionen." Der Chefarzt nahm dem Oberarzt ungläubig das Röntgenbild aus der Hand und hielt es gegen das Licht. Im OP angekommen, hingen weitere Röntgenbilder an der Lichtwand. Der Oberarzt fuhr fort. „Es sind sechzehn teils gebrochene, teils zerquetschte Wirbel zu sehen." „Ein gebrochenes Becken, das rechte Schulterblatt eins, zwei, drei, vier, neun Mal gebrochen, ein durchtrennter Plexus brachialis!", zählte der Chirurg auf und war sichtlich erschüttert. Der Oberarzt deutete auf weitere Röntgenbilder und sagte besorgt: „Insgesamt neunzehn Knochenbrüche, einschließlich aller Rippen auf der rechten Seite und einigen auf der linken Seite." Er sah den Operateur fragend an. „Und der Mann lebt?", fragte Dr. Smith ungläubig. „Ja, wir ließen ihn im Gang stehen, weil wir meinten, er würde ohnehin sterben. Aber er lebt."

„Wie alt ist das Opfer?", fragte der Leiter. „Erst vierundzwanzig", entgegnete der diensthabende Arzt. Kopfschüttelnd und sichtlich nachdenklich hielt der Chirurg still, damit die Schwester die Bänder am Chirurgenkittel festmachen konnte. Dann streifte er die sterilen Gummihandschuhe über und ging mit ausgestreckten Händen auf den Operationstisch zu. Ein Team von Ärzten stand zur Assistenz bereit. Der Narkosearzt hatte bereits seine Arbeit begonnen.

Elly saß am Stuhl neben der Feuerstelle. Mitternacht war längst vorbei. Eine Kerze stand auf der Kommode und sandte flackernde Lichtspiele durch den Raum, um ihr vorzugaukeln, sie sei nicht allein. Heiße Tränen waren wie Sturzbäche von ihren Wangen gerollt, so heftig, dass sie nun keine Tränen mehr zum Vergießen hatte. Die Bilder ihres trauten Zusammenseins, ihrer Liebe und Lebenslust waren gewichen, und es fühlte sich an, als hätte es sie niemals gegeben. Jetzt starrte Elly mit leeren Augen auf einen Punkt an der Wand. Das Entsetzen und die Angst waren einer dumpfen Niedergeschlagenheit und lähmenden Mutlosigkeit gewichen. Sie nickte schließlich auf dem Stuhl für einen barmherzigen Augenblick ein, nur um gleich darauf wieder hochzufahren und sich ihres Schmerzes voll bewusst zu sein.

~

„Wie soll es mit dir weitergehen?", fragte eine besorgte Frauenstimme am anderen Ende der Telefonleitung. Nachdem Elly die niederschmetternde Nachricht über den Zustand ihres Mannes vom behandelnden Arzt erhalten hatte, wonach Gary zwölf Stunden lang operiert worden war, auf der Intensivstation läge und möglichst viel Ruhe benötigte, rief sie ihre Mutter an. Sie weinte herzzerreißend und brachte erst gar keinen Ton heraus. „Was ist los, Kind?", fragte die Mutter bestürzt. „Hat er dich verlassen?", fügte sie ungläubig hinzu. Unter Tränen und im Schmerz überschlugen sich Ellys Worte, als sie erzählte, was passiert war. „Nein, nicht verlassen", sagte Elly. „Viel schlimmer!" Ein tiefer Schluchzer zerriss die angespannte Stille. „Er wird nie wieder gehen können." Die Mutter war sprachlos.

~

Auf der Intensivstation war völlige Ruhe. Nur das tiefe Atmen eines Schmerzpatienten strich durch den großen sterilen Raum. Besorgt schaute die Schwester nach Gary und fragte sich, ob dieser zerbrochene Mann diesen Tag überleben würde. Die Kunst der Ärzte hatte Gary nach bestem Wissen und Gewissen wiederhergestellt, sie hatten ihn in Gips gelegt und ihn gegen die unerträglichen Schmerzen mit Morphium versorgt. Eine Genesung würde viele Monate dauern und Gary für den Rest seines Lebens an den Rollstuhl fesseln.

Gary blinzelte. Die Krankenschwester war sofort zur Stelle, um ihm jeden Wunsch von den Augen zu lesen. Aber so schnell wie er das Auge geöffnet hatte, so schnell war es auch schon wieder zugefallen – und Gary schlief.

Eine Gruppe von Ärzten kam eines Morgens, wie jeden Tag, an sein Bett und sah nach seinem Zustand. Gary war wach und ansprechbar. Mit viel Mühe formte er Worte. Das war gar nicht einfach, denn sein Kopf war bis auf Mund und Augen komplett verbunden. „Wie steht es um mich?", wollte Gary wissen. „Wann werde ich wieder gesund sein?" Der Chefarzt sah den jungen Mann an, dessen Augen trotz des unglaublichen Unfalls noch lebenslustig zu funkeln schienen. Er war es gewohnt, Patienten Trauerbotschaften und Nachrichten von unheilbaren Krankheiten zu überbringen, aber dieser junge Mann tat ihm im Herzen leid. „Es wird schon wieder", sagte er begütigend, und als ob er ihm angesichts der niederschmetternden Unfallbilanz eine gute Nachricht bringen wollte, sagte er: „Sie werden im Rollstuhl sein. Sie werden nie wieder gehen können, aber Sie leben!"

Diese Worte trafen Gary mitten ins Herz. Alles hatte er erwartet, aber nie wieder gehen zu können! „Nein, das ist nicht wahr", schüttelte Gary den Kopf, hielt aber sofort inne, denn jede Bewegung sandte stechende Schmerzen seine Wirbelsäule hinauf und hinunter. Heiße Tränen rollten aus seinen Augen und fingen sich in der Mullbinde, die seine Nase bedeckte. Die Ärzte waren zum nächsten Patienten weitergegangen. Gary war nun mit dieser Hiobsbotschaft allein. Als er den ersten Schock überwunden hatte, begann er nachzudenken. Aber unter dem Einfluss der starken Medikamente fiel es ihm schwer, einen klaren Gedanken zu fassen; und so tauchte er wieder in das erlösende Meer des Nichtdenkens ein und ließ sich von den Wellen der Schwermut davontragen.

Es war Sonntag, und Elly wollte Gary im Spital besuchen. Ihr Vater fuhr sie dorthin und begleitete sie. Dem Vater war es nicht erlaubt, die Intensivstation zu betreten. So schlüpfte Elly auf leisen Sohlen hinter der Krankenschwester in den Saal mit den Schwerstkranken. Das Tor fiel hinter ihr ins Schloss, und die Schwester drehte den Schlüssel um. Aus Rücksicht auf die junge Frau hatte man ihr am Telefon nicht den ganzen Befund im Detail erzählt. Sie wusste eigentlich nur, dass Gary operiert wurde und es ihm den Umständen entsprechend gut ginge. Als sie nichtsahnend und hoffnungsvoll ans Bett herantrat, schreckte sie entsetzt zurück. Da lag Gary, komplett in Gips eingemauert, unbeweglich und regungslos. Sie hatte ein Lächeln, eine Umarmung erwartet, doch zu ihrem Entsetzen starrten sie unter dem Komplettverband Augen an, die erloschen waren. „Gary, wie geht es dir?", fragte sie kleinlaut und sah eine Träne in seinen Augen glänzen. Schnell erzählte sie von zu Hause und dass ihre Eltern gekommen waren, um ihr in der Not beizustehen. Sie wollte ihn auf andere Gedanken bringen. Aber es schien, als hörte er ihr gar nicht zu. Seine Gedanken weilten anderswo.

Unterdessen hatte der Vater sich Zugang zum medizinischen Personal verschafft und den diensthabenden Arzt nach dem Zustand des Patienten befragt. Selbst dieser hartgesottene Mann, der in seinem arbeitsreichen Leben schon viel gehört und gesehen hatte, stand wie versteinert da, als er die ganze Wahrheit über Garys Befinden erfuhr. „Er wird nie wieder gehen können?", fragte er vorsichtshalber nochmals den Arzt. „Ein Leben lang im Rollstuhl leben?", schüttelte er erschüttert den Kopf. Eine Herzensregung huschte über das zerfurchte Gesicht des Vaters. Er kannte Gary nur zu gut und wusste, wie freiheitsliebend der Junge war.

Schnell verbarg der Vater seinen besorgten Gesichtsausdruck, als Elly vorsichtig durch die Tür der Intensivstation wieder in den Gang schlüpfte. „Wie geht es ihm?", fragte der Vater vorsichtig. Elly fing bitterlich zu weinen an. Sie brachte kein Wort hervor. Schützend legte er den Kopf seiner Tochter an seine Brust und streichelte ihr über das Haar. „Na, das wird schon", beschwichtigte der Vater, und die beiden gingen zum Auto zurück. Auf der längeren Heimfahrt wurde nicht viel gesprochen. Jeder der beiden hing seinen eigenen Gedanken nach: „Wie wird das Leben nun weitergehen?"

~

Die tragische Nachricht war auch in Garys Elternhaus in der entlegenen Waldlichtung in den Bergen Idahos angekommen. Die Mutter rang die Hände und stöhnte in ihrem Schmerz. Nichts konnte sie trösten. Sie wusste ja schon wie in einer Traumvision, was dieser Unfall für Folgen haben würde, doch sie sagte nichts. Bei der nächstbesten Gelegenheit packte der Vater seine Frau ins Auto und fuhr die 624 Kilometer auf dem Highway 95 bis über die nördliche Grenze. Die Reise auf eisigen Straßen, durch Schneeverwehungen und Sichtbehinderungen war beschwerlich und gefährlich gewesen, doch nach einer langen und ermüdenden Fahrt kamen sie wohlbehalten im Landesspital an. „Komm, lass uns Blumen besorgen", sagte die Mutter zu ihrem Mann. „Das wird ihn erfreuen und aufmuntern." „Nein, Mutter, das braucht er doch nicht", meinte der. Aber er stand geduldig am Blumenstand und ließ seine Frau gewähren, denn er wusste, dass es ihr eine Herzensangelegenheit war.

Gespannt öffneten die Besucher die Türe und schauten in das Zimmer, wo Gary bewegungslos dalag und gegen die Decke starrte. Auch bei der Stimme der Mutter erhellten sich seine Züge nicht. Nur die Augen wanderten, und er schielte zur Tür, um zu sehen, wer gekommen war. „Was machst du für Sachen, Gary!", sagte die Mutter liebevoll und hielt die Blumen hoch, damit ihr Sohn sie sehen konnte. Dann machte sie sich mit einer Blumenvase zu schaffen, um ihre tränennassen Augen zu verbergen; denn mit so einem Anblick hatte sie nicht gerechnet. Der Vater stand am Fußende des Bettes und sah seinen Sohn regungslos an. Er war ein feinfühliger Mann und wusste genau, was in Gary vor sich ging. Er kannte seine hochfliegenden Träume. Nie wieder auf dem Rücken seines Pferdes über die Wiesen zu jagen, das war einfach nicht vorstellbar.

Obwohl sie eine lange Reise hinter sich und sich auf das Treffen mit ihrem Sohn gefreut hatten, war der Krankenbesuch äußerst unbefriedigend. Gary konnte seine Beine nicht fühlen und hatte einzig und allein seinen linken Arm zur Verfügung. Der Gebrauch des linken Arms war das Einzige, was ihm geblieben war. Gary sprach kaum. Seit dem vernichtenden Urteil der Ärzte zeigte er keine Regungen mehr, und seine Augen waren wie tot.

Es dauerte Monate, bis Gary den Gips ablegen und sich erstmals wieder etwas bewegen konnte, aber die damit verbunden Schmerzen waren furchtbar. Sein frohes Gemüt war abgestorben, und sein abenteuerlicher Geist war gebrochen. Die Menschen um ihn herum mieden seine Gesellschaft. Er war mürrisch und aufbrausend, und der Physiotherapeut, der mit ihm sechs Tage die Woche arbeitete, war eine Zielscheibe für Garys Gram. Zuerst beobachtete der Therapeut, dass Gary mit sich und Gott haderte und sein Schicksal nicht annehmen konnte. Er wollte nicht sein Leben lang ein Krüppel sein, angewiesen auf die Barmherzigkeit anderer, die für ihn würden sorgen müssen. Das war ein Leben, das in diametralem Gegensatz zu seinem Prinzip und Anspruch auf Freiheit stand. Doch über die Wochen und Monate merkte der Therapeut, dass Gary wortkarg wurde und unbeteiligt das Leben an sich vorüberziehen ließ. Er dachte und dachte und verlor sich geradezu in seinen Grübeleien, aber seine Gedanken schienen nicht konstruktiv zu sein.

Da kam Gary eines Tages nicht in seine geplante Therapiestunde …

~

Gary war fleißig gewesen. Das Einzige, was ihm uneingeschränkt zu Gebote stand, war seine Gedankenwelt – und Gedanken hatte er viele. Er entschloss sich, diesem miserablen Leben ein Ende zu setzen, das nur aus rasenden Schmerzen und Pillen bestand, die nicht halfen. Er musste täglich dreizehn Pillen nehmen! „Es ist nicht wert zu leben", hatte er für sich entschieden. Dabei verlor er keinen Gedanken an Elly, und wären ihm Gedanken an seine Gefährtin gekommen, so wäre er überzeugt davon gewesen, dass sie besser ohne ihn dran wäre.

Der Notarzt rannte an der Krankenschwester vorbei und war mit einem Satz an Garys Krankenbett, der mit verdrehten Augen im Bett lag. Schaum stand um seinen Mund. Der Krankenpfleger hastete mit einer Apparatur über den Gang: „Magen auspumpen!" Das medizinische Team hielt nicht inne, bis sie Garys Leben gerettet hatten. „Wo konnte er sich diese Menge Pillen organisiert haben? Wie ist das möglich?", fragten sich alle. Nach bangen Minuten schlug Gary endlich seine Augen auf. Als er bemerkte, dass er immer noch in seinem schmerzenden Körper steckte und sein Selbstmordversuch kläglich missglückt war, war er wütend. Wütend auf die Ärzte, die ihn gerettet hatten. Wütend auf das Leben, das ihn nicht einmal sterben ließ. Wütend auf sich selbst, dass er es nicht geschafft hatte, diesem elenden Leben zu entfliehen.

Es blieb nicht bei diesem einen Selbstmordversuch. Noch einmal hatten die Ärzte um Garys Leben zu kämpfen und hielten ihn am Leben. Schließlich erkannte er, dass drastischere Maßnahmen getroffen werden müssten, um aus dem Leben zu scheiden. Er beschloss, dass der Hungertod das geeignete Mittel dazu wäre, und begann von heute auf morgen nichts mehr zu essen. Er aß nichts. Alles, was er zu sich nahm, war Wasser und vielleicht ein wenig Zitronensaft. Gary war entschlossen, alle Schritte zu unternehmen, um diesem zerbrochenen Körper endlich entkommen zu können.

~

Die Idee, sich endgültig das Leben zu nehmen, war Garys letzter Rettungsanker. Doch diese Gedanken befielen ihn erst, als er eines schönen Tages für ein Wochenende nach Hause auf seine Ranch durfte. Monate hatte er nichts anderes als weiße Wände gesehen. Wieder stand der Herbst in seiner vollen Farbenpracht, und Garys Wälder würden in den leuchtenden Herbstfarben erstrahlen. Er dachte an sein Pferd Bandido, das er nun so lange nicht ausgeritten hatte. Seine Augen leuchteten wieder auf bei dem Gedanken, dem Hengst durch seine schwarze Mähne streichen und seinen warmen Atem auf seiner Wange spüren zu können. Die Tage vor seinem Ausgang waren mit allerhand glücklichen Momenten erfüllt. Zwar würde er im Rollstuhl sitzen, aber seine Augen leuchteten. Ja, er freute sich richtig auf diesen Ausgang, der ihm die ersehnte Abwechslung von diesem eintönigen Spitalalltag bescheren würde. Sein Herz wurde weich, wenn er daran dachte, wie Elly ihm eine warme Decke über die Schultern legen, wie er heißen Tee schlürfen und all die Neuigkeiten vom Hof erfahren würde. „Oh, ich darf nicht vergessen, der Ladewagen muss dringend für den Winter in die Garage", merkte er sich vor. Sein scharfer Geschäftssinn wurde wieder lebendig. Er konnte es gar nicht erwarten heimzufahren, auch wenn es nur für ein langes Wochenende war.

Ellys Vater stand vor der Zimmertür. Er streckte seinen Kopf herein: „Bist du so weit, Gary?" Der wunderte sich, wo Elly war. Eigentlich sollte sie ihn doch abholen. Sie hatten sich schon so lange nicht mehr gesehen. Das letzte Mal war sie im Juli zu seinem Geburtstag gekommen, das war drei Monate her. Gary unterdrückte seine Enttäuschung und folgte dem Mann zum Auto. Im Rollstuhl war er ja jetzt schon ganz wendig. Der Therapeut hatte ihm all die Tricks gezeigt, wie Rollstuhlfahren sogar Spaß machen kann. Er zeigte ihm, wie man den Rollstuhl auf seine Räder aufstellen und balancieren konnte und dabei wie in einem Lehnstuhl in seiner Kutsche saß. Daheim würde er Elly einige dieser Kunststücke vorführen, nahm Gary sich vor.

Nach einer Fahrt, die schier unendlich schien, fuhr der Pickup Truck in die Waldlichtung ein. „Wieder zu Hause", sagte Ellys Vater. Verwundert blickte sich Gary um. Alles schien so leer. Elly öffnete die Tür und kam langsam auf die Ankömmlinge zu. „Sie scheint so anders", dachte Gary. „Ist das meine Elly?" Normalerweise würde sie ungestüm auf ihn zulaufen und ihn umarmen und küssen. Elly kam zögernd heran und setzte ein Lächeln auf, das ihr sichtlich schwerfiel. „Willkommen zu Hause", sagte sie und streckte ihre Arme nach Gary aus. Der ließ sich vom Beifahrersitz beschwerlich und vorsichtig in seinen Rollstuhl gleiten und folgte ihr ins Haus. Irgend etwas schien anders zu sein. Die heimelige Wärme, die ihn stets umfing, und die Liebe, mit der Elly ihn so oft überschüttet hatte, waren heute nicht zu spüren. Alles schien kalt und fremd zu sein. Gary wunderte sich.

Er rollte seinen Stuhl mit etwas Mühe über den unebenen Holzboden zum Fenster und spähte in die Abenddämmerung hinüber zu seinem Lagerplatz. Verwundert fragte er: „Wo ist der Ladewagen? Wo sind die Maschinen?" Verlegen schaute Elly ihren Vater an. Der nahm schließlich das Wort und sagte lapidar: „Verkauft. Ihr müsst ja von etwas leben." Entgeistert schaute Gary ihn an. „Verkauft?" „Die Pferde und Kühe sind auch schon verkauft und das Land gehört Euch nicht mehr. Die Schulden haben alles aufgefressen", erklärte der Mann. Das war mehr, als Gary zu ertragen vermochte.

„Mein Pferd?", schaute er forschend zu Elly hinüber, die an einer Decke nestelte. „Wo ist mein Pferd?" Doch sie antwortete nicht. Gary wollte aufstehen und zum Stall hinauslaufen. Er wollte nach seinen Tieren sehen. Aber seine Füße trugen ihn nicht. In seiner Verzweiflung ballte er die Faust seiner linken Hand und reckte sie hilflos gen Himmel, bevor er sie kraftlos wieder in seinen Schoß fallen ließ.

Elly kam mit einem Tablett mit Lebensmitteln und stellte es auf den Esstisch. Auf einer Verpackung – Gary traute seinen Augen nicht – war der kanadische Stempel für Notstandshilfe zu sehen. „Was ist das? Woher hast du das?", fragte Gary in barschem Ton. „Wir haben nichts mehr zu essen und sind auf Notstandshilfe angewiesen", erwiderte Elly kleinlaut. Das brachte die Waage zum Kippen. Gary schrie auf: „Nein, wir sind keine Notstandsbezieher! Trag das zurück! Trag das sofort zurück!" Da brach die Frau in Tränen aus und schluchzte: „Was soll ich denn tun? Wir haben nichts mehr. Ich kann nicht mehr. Ich gehe zu meinen Eltern zurück." Gary blickte sie entgeistert an. Er wollte herausfinden, ob Elly das wirklich ernst meinte oder ob es eine Attacke ihres Vaters war, der ihn nie so richtig leiden konnte. „Was?", stammelte Gary mit fast lautloser Stimme und starrte sie entsetzt an. Mit einem trotzigen Nicken bestätigte sie ihren Entschluss.

Wortlos wendete Gary seinen Rollstuhl und machte sich auf seinen Weg ins Schlafzimmer. Er stieß die Tür hinter sich zu. Er musste jetzt alleine sein. Tränen über Tränen strömten über seine Wangen. Es war nicht genug, unvorbereitet zu erfahren, dass sein blühendes Geschäft zerschlagen und all seine Geräte verkauft waren. Sein Pferd, das er um nichts in der Welt hergegeben hätte, war fortgebracht. Wehmütig dachte er an seinen treuen Weggefährten, der sein ganzer Stolz und seine Freude gewesen war. Er sah vor seinem inneren Auge, wie man ihn am Strick aus der Box zerrte und mit groben Worten auf einen Anhänger verlud. „Wo bist du nun Bandido? Geht es dir gut?" Diese Gedanken brachen Gary das Herz.

Aber noch mehr traf ihn Ellys Kälte. Sie hatte immer seine Leidenschaft für das Leben geteilt. Gemeinsam könnten sie alle Hürden überwinden, hatten sie sich geschworen. Aber es gab keine Gemeinsamkeit mehr, das hatte sie ihm klar gezeigt. Verzweifelt dachte er an sein Spitalzimmer, der verhasste Ort, der jetzt noch erträglicher zu sein schien, als hier, in seinem eigenen Haus, gemieden zu werden und verlassen zu sein. Gary sprach ab diesem Zeitpunkt kein Wort mehr. Seine Züge zeigten keine Regung. So sehr er Ellys Vater auch Vorhaltungen machen wollte, so sehr er Elly wieder auf seine Seite ziehen wollte, er schwieg. Die Kraft hatte ihn verlassen. Die Liebe war wie im Meer mit einem letzten hellen Aufleuchten untergegangen, und eine tiefe Nacht senkte sich über Garys Gemüt, die ihn besitzergreifend wie eine Spinne umklammerte und nicht mehr losließ.

Am nächsten Morgen rollte er seinen Rollstuhl über den holprigen Waldboden zur Scheune. Es war wahr, alle Gerätschaften waren verschwunden. Nicht einmal seine Motorsäge war mehr da. Er fuhr hinüber zu den Stallungen. Alle Pferde und Kühe waren fortgebracht, nur die verschlafene Hauskatze schaute verwundert auf, um zu sehen, wer ihre Ruhe störte. Es tat weh, seinen Traum von Freiheit und Eigentum dahinschmelzen zu sehen wie den letzten Schnee in der warmen Frühlingssonne. Es war kalt geworden, aber es war nicht so sehr der beißende Herbstwind, der Gary frösteln ließ, sondern vielmehr die Herzenskälte, die ihm entgegenschlug. Gary sehnte die Stunde herbei, wo er zurück in sein Krankenhausbett sinken und von diesem Albtraum befreit sein könnte.

Zurück im Krankenhaus, beobachtete die Krankenschwester Gary besorgt aus dem Augenwinkel. Sie hatte gehofft, dass der Patient sich daheim in seinen eigenen vier Wänden Kraft und Lebensmut holen könnte, doch was sie sah, war erschreckend. Garys Gesichtszüge waren wie versteinert. Hatte er dann und wann noch Regungen gezeigt, manchmal aufgeschrien oder heimlich geweint, so schien jetzt aller Lebenswille aus seinen Adern versickert zu sein. Apathisch lag er da, tief in seiner Depression versunken, voll Selbstmitleid und Groll. Er weilte in einer Dunkelheit, die keinen einzigen Sonnenstrahl hindurchließ.

~

Da kam eines Tages sein Vater zu Besuch. Er hatte Gary von Zeit zu Zeit besucht, um nach ihm zu sehen und ihm Mut zuzusprechen. Doch dieser Besuch war anders. Kein Wort des Zuspruchs und Trostes hatte bisher gefruchtet. Da müssen härtere Bandagen her, dachte der Vater. Er kannte seinen Sohn zu gut und wusste, wie man ihn wachrütteln musste, um das Ruder seines Bootes herumzureißen, das führerlos dem sicheren Abgrund entgegenglitt.

So kam er an jenem Tag nicht wie sonst auf leisen Sohlen und mitfühlend in das Krankenzimmer. Stattdessen polterte er herein, pflanzte sich am Fußende des Bettes auf und sah Gary mit strenger Liebe an. Der begann, wie immer, in Selbstmitleid und Depression gebetsmühlenartig seine beklagenswerte Lage in den düstersten Farben zu schildern. Worte der Verzweiflung, des Ärgers und der Hoffnungslosigkeit sprudelten wie ein gurgelnder Gebirgsbach von seinen Lippen. Als er Luft holen wollte, um die nächste Runde zu beginnen, zuckte er zusammen. Der Vater herrschte ihn mit funkelnden Augen und einer Entschiedenheit an, die er von diesem gütigen und verständnisvollen Mann nie erwartet hätte: „Jetzt ist aber Schluss damit!" Er schüttelte seinen Finger gegen Gary. Eine Zornesfalte grub sich tief zwischen seine Augenbrauen ein. „Schau dich doch einmal an!", schrie er seinen Sohn an, und Abscheu legte sich über seine Züge. „Werde erwachsen! Höre damit auf, dir selbst leid zu tun. Nimm dein Los an und finde einen Weg, mit dem Leben weiterzumachen." Noch einmal bohrte sich sein strenger Blick in Garys Gemüt, dann drehte er sich abrupt zur Tür und ging grußlos davon, um nie wiederzukommen. Der Vater hatte Gary in der Klinik nie wieder besucht.

Gary schäumte vor Wut, als er sah, dass sein Vater davonging, ohne sich noch einmal umzudrehen, und er schrie ihm nach: „Das ist für dich einfach zu sagen. Du hast ja keine Ahnung, wie es ist, gelähmt und in ständigen Schmerzen zu sein." Dann riss er all seine Kräfte zusammen und schrie aus voller Kehle dem Vater nach: „Wenn es auch das Letzte ist, was ich tue! Ich werde von diesem Bett aufstehen und wieder gehen und mein Pferd reiten!" Dann sank er erschöpft in sein Kissen zurück und weinte bitterlich. Der Vater ging mit schwerem Herzen und mit hallenden Schritten den Spitalgang hinunter und nickte still. Er hatte seinen Sohn erreicht.

~

Heldenmut oder Sich-Gehen-lassen? Was war einfacher angesichts der schwindenden Kräfte, die von einer Depression wie von einem Bandwurm aufgefressen wurden? Gary hatte sich für die einfachere Variante entschieden. Er konnte nicht mehr kämpfen. Er hatte sich für den Hungertod entschieden. Dabei blieb er.

Wenn das Essen kam, rührte er es nicht an. Der Arzt ermahnte: „Sie brauchen jetzt Kraft. Sie müssen ordentlich essen." Aber Gary hörte nicht auf den ärztlichen Rat. Er hatte seinen Entschluss gefasst, sein Plan war klar: „So bringe ich mich um. Ich esse einfach nichts mehr. Niemand kann mich zwingen zu essen." Wer Gary kannte, der wusste, dass, wenn einmal ein Plan gefasst und ein Weg beschritten wurde, ihn nichts aufhalten konnte, sein Ziel zu erreichen.

So kam es, dass Gary kein Essen mehr anrührte. Die ersten zehn Tage ohne Nahrung waren für ihn noch schwer zu ertragen. Er fühlte den leeren Magen, der knurrend nach Essen verlangte. Danach wurde es immer leichter. Das Hungergefühl ließ schließlich nach. Die Tage vergingen. Die Knochenbrüche waren soweit verheilt, und mit viel Therapiearbeit konnte er bereits seine rechte Hand wieder heben. Nur diese Beine, die er so notwendig gebraucht hätte, um aus diesem Albtraum einfach wegzulaufen, diese Beinen waren gefühllos wie am ersten Tag. Es fühlte sich an, als hätte er nur noch Phantombeine, unbrauchbar in dieser Welt.

Der Reha-Alltag war eintönig und leer. Zu gewissen Stunden waren Therapieanwendungen angesetzt, die Gary über sich ergehen ließ. Gezielte Muskelpartien in den Armen mussten trainiert und gekräftigt werden, um mit dem täglichen Leben im Rollstuhl fertigzuwerden. Es kümmerte ihn nicht. Er wollte nicht gesund werden. Er wollte diesen Albtraum, den man Leben nennt, endlich hinter sich bringen. Er beobachtete das Kommen und Gehen der anderen Patienten über die Wochen und Monate, die wegen eines gebrochenen Fußes, eines gebrochenen Arms oder einer Hüftoperation gekommen waren. Nach zwei, drei Wochen wurden sie entlassen, nur Gary musste bleiben. Seine Verletzungen waren so gravierend, dass es lange dauern würde, bis er wieder einigermaßen einsatzbereit war. Jeden Tag brachte die Krankenschwester eine Handvoll Pillen, vorwiegend Schmerztabletten. Gary schluckte sie mechanisch. Sie halfen ohnehin nicht. Wie aus weiter Ferne hörte er aus Erzählungen seiner Schwester, dass Elly zu ihren Eltern zurückgekehrt war und alle Brücken nach Kanada abgebrochen hatte. Selten sprach jemand davon. Niemand wollte ihm damit das Herz noch schwerer machen.

Das Essen ging ihm schon lange nicht mehr ab. Sein Magen hatte sich an die Leere gewöhnt. In einer Anstalt einen Menschen verhungern lassen! Das gibt es doch gar nicht. Der Arzt würde unverzüglich Infusionen verordnen, um den Patienten mit allen nötigen

Nährstoffen zu versorgen. Das wusste Gary. Daher bestand er darauf, ein Papier zu unterschreiben, das sicherstellte, dass sein ausdrücklicher Wille respektiert würde. Es schien, als hätte sich der Körper an das Nicht-Essen gewöhnt. Wären nicht diese schweren Medikamente gewesen, hätte Gary schwören können, dass das Fasten ihn irgendwie geistig befreite oder wenigstens Schlackstoffe aus seinem Körper beförderte. Es waren bereits 253 Tage vergangen, da Gary nichts mehr gegessen hatte.

~

Wieder neigte sich die Erntezeit dem Ende des Jahres zu, und der nasse Oktober tat sein Übriges, um auf Garys wundem Herzen zu lasten. Das Dämmerlicht im Krankenzimmer drückte ihm sanft die Augen zu, und er fiel in einen heilenden Schlaf. Die Traumlandschaft in seinem Wald da draußen war in dichten Nebel gehüllt, und die kalten Wassertröpfchen, die sich wie durchsichtige Perlenketten zu einer Nebeldecke aneinanderreihten und die Luft durchzogen, verfingen sich in seinem Bart. Gary transportierte mit seinem Zugpferd Langholzstämme aus dem Wald zu seinem Verladeplatz. Er stand mit festem Tritt auf den von seinen schwarzen Zugpferden langsam gezogenen Holzstämmen und bewegte sich geschickt mit jeder Unebenheit im Waldboden mit, um sein Gleichgewicht zu halten. Das war eine Kunst, denn die Baumstämme waren nass und rutschig. Er genoss diese gefährliche Arbeit sichtlich. Als es den Hohlweg hinunter ging und der Holztransport an Geschwindigkeit gewann, lachte er hell auf. Das war sein Leben! Das war Freude pur – als er plötzlich wieder erbarmungslos in seinen zerbrochenen Körper zurückgeworfen wurde und sich im Krankenbett wiederfand.

Die Decke war zurückgeschlagen, denn es war heiß in dem stickigen Zimmer. Gary, der seinen Kopf mit einem zusammengerollten Kissen stützte, fuhr wie von einem Blitz getroffen auf. „Was …?", drang ein lautloser Aufschrei aus seiner Brust. „Das kann nicht sein!", starrte er fassungslos auf seine große Zehe. Mit weit aufgerissenen Augen beobachtete er atemlos seine toten Beine. Hatte er geträumt? Nein, er sah es genau! Seine große Zehe hatte sich bewegt. Er hatte seinen leblosen Fuß gespürt. Es war zwar nur ein kaum spürbares Kribbeln gewesen, aber das war ein Zeichen dafür, dass noch Leben in seinen Beinen steckte.

Sein Kopf sank in das erlösende Kissen zurück, und er schloss seine Augen. Gedanken rasten durch seinen Kopf, und er konnte einen Hauch von Lächeln nicht unterdrücken. Es dauerte lange, bis er seine Gedanken sortiert und die Erkenntnis gewonnen hatte, dass die Nerven, die tot geglaubt waren, wieder feuerten. Es war kein Traum, er hatte es selbst gespürt! Mit einem entschlossenen Ruck setzte er sich aufrecht auf. Das erste Mal in all den Monaten entzündete sich das Feuer in seinen Augen wieder, erst glimmend, dann immer stärker lodernd. Als das Team von Ärzten zur Visite kam, fanden sie einen anderen Menschen vor. „Wie geht es Ihnen heute?", fragte der Chefarzt und bemühte sich, seine Verwunderung über Garys plötzlichen Wandel zu verbergen, den er sich nicht erklären konnte.

Gary hatte in den letzten Stunden eine unglaubliche Wandlung durchgemacht. Mit dem Brustton der Überzeugung sagte er entschieden: „Ich setze ab sofort alle Medikamente ab." Gary wollte seinen Verstand klären. „Die Schmerztabletten und die Antidepressiva auch?", fragten die Herren in Weiß ungläubig. „Alle", forderte Gary. „Ich beginne langsam wieder zu essen", sagte er und dachte insgeheim bei sich: „Aber nicht euer ungesundes Spitalessen. Ich esse ab sofort gesund. Ich werde meinen Körper unterstützen." Dann berichtete Gary dem erstaunten, fast ungläubigen Ärzteteam, wie er Leben in seinen abgestorbenen Gliedern gefühlt hatte. Er schaute dem Chefarzt direkt in die Augen, so bohrend, so eindringlich, dass der Arzt seiner unausgesprochenen Frage nicht ausweichen konnte. „Es kann sein", mutmaßte der Doktor, „dass durch das Fasten der Körper nicht genügend notwendige Nährstoffe bekam, um Narbengewebe zu bilden. Dadurch müssen sich wohl Nervenenden umgeleitet und erneut verbunden haben." Gary hing an den Lippen des Arztes: „Sie könnten eines Tages vielleicht sogar wieder gehen."

Das war die Antwort, die Gary hören wollte, und der Anfang vieler Jahre großer Schmerzen bei seinen Bemühungen und übermenschlichen Anstrengungen, wieder gehen zu können. Während dreizehn Jahren ständiger kräfteraubender Schmerzen, Rückschläge, Entmutigungen und kleiner Fortschritte hatte Gary sich vom Rollstuhl zur Gehhilfe, zu Krücken, zum Stock und zu sehr schmerzhaftem, langsamem Gehen wieder zurück ins Leben gebracht, aber davon später ...

~

Nach seinem langen Krankenhaus- und dem wochenlangen Reha-Aufenthalt lebte Gary auf der Farm seiner Eltern. Elly lebte bei ihren Eltern und hatte den Kontakt abgebrochen. Gary war nun ohne finanzielle Mittel, denn all sein Reichtum, sein Hab und Gut, gingen in Krankenhauskosten auf und ließen ihn mit Schulden zurück. Er hatte wenig Aussicht, im Rollstuhl je wieder einem guten Beruf nachgehen zu können; doch Gary fasste Entschlüsse.

Er bat seine Mutter, ihm seine alten Malfarben zu bringen, und begann noch am selben Abend zu malen. Am Ende des nächsten Tages hatte er ein wunderschönes Landschaftsbild von der Bergwelt Idahos gemalt. „Das verkaufe ich am Markt", verkündete er. Sein Bruder brachte ihn am Wochenende auf den Parkplatz beim Wochenmarkt, wo Gary, sein Bild auf den Knien, vom

Rollstuhl aus Leute ansprach. Es dauerte nicht lange, da war das erste Bild verkauft. So begann er, Bilder zu malen und zu verkaufen. Den Leuten gefielen seine Gemälde, und sie unterstützten ihn gerne. Bald kamen Aufträge von Ärzten und Anwälten, Wandbilder für deren Häuser und Büros zu malen. Doch in einer kleinen Stadt gab es nicht genug Kunden für Gary.

Eines Tages las er ein Stellenangebot in der Zeitung: „LKW-Fahrer gesucht." Ein Sägewerksbesitzer suchte einen Fahrer, um gehäckseltes Holz zu verladen. Mit einiger Überredungskunst brachte Gary seinen Freund dazu, ihn zum Büro des Sägewerks zu fahren. „Ich warte hier auf dich", hatte der Freund ihm verschämt nachgerufen, als Gary sich mit dem Rollstuhl über den Kiesweg zum Büro durchkämpfte. Er wollte nicht mitansehen müssen, wenn Gary ausgelacht würde. Der Besitzer lachte tatsächlich über ein solches Ansinnen: „Wie wollen Sie einen Lastwagen im Rollstuhl fahren?" Gary erwiderte wie aus der Pistole geschossen und mit Überzeugungskraft: „Wenn Sie den Lastwagen mit einer Handschaltung ausrüsten würden, könnte ich fahren." Mit dieser engagierten Antwort hatte der Besitzer nicht gerechnet. Er musterte Gary zweifelnd. Schließlich sagte er, während er auf einen LKW im Hof zeigte: „Wenn Sie den LKW zu diesem Sattelschlepper hinüberfahren, ihn ankuppeln und damit zurück zum Büro fahren können, dann reden wir über einen Job."

„Okay", sagte Gary, rollte seinen Stuhl zielstrebig durch den Hof zum Lastwagen, zog sich die Treppe zur Fahrerkabine hoch, zog seinen Stuhl neben sich herauf und schob ihn hinter den Sitz. Dann startete er den Lastwagen, löste die Bremsen, schaltete den Wagen ab, um den Gang einzulegen, und startete erneut. Diese Prozedur musste er immer wieder machen, denn er hatte ja keine Kraft in den Füßen, um die Kupplung zu treten. Er schaffte es, den Anhänger anzukuppeln und den Luftschlauch und das Netzkabel unter dem Wagen anzuschließen, bis er schließlich vor der Bürotür vorfuhr und „ausstieg". Dabei musste er dreimal seinen Rollstuhl auf und ab jonglieren und brauchte für diese Arbeit fast eine volle Stunde.

Der Besitzer kam heraus und sagte mit Tränen in den Augen: „Sie haben den Job." Gary lachte glücklich und bedankte sich. Er war begeistert, wieder arbeiten zu können. So begann er, seinen Lebensunterhalt wieder in der Holzindustrie zu verdienen, indem er einen nachgerüsteten Lastwagen mit Handkupplung und -bremsen fuhr.

# Das Wunder der Heilung

Seit dem Tag, an dem Gary das erste Mal Leben in seinen Füßen gespürt hatte, war er auf der Suche nach dem großen Geheimnis – dem Geheimnis des Lebens! Wie konnte ein totgeglaubter Körperteil – seine Beine – plötzlich wieder zum Leben zurückkehren? Er schlug in dicken Lehrbüchern nach, studierte alles, was er finden konnte, über Knochen, Muskeln und Gewebe. Er prägte sich die Nervenbahnen ein. Außerdem las er über Meridiane, die man das Tor zum Bewusstsein nannte, jene Leitbahnen, durch die unsere Lebensenergie fließt. Je tiefer er sich mit dieser Materie befasste, desto ehrfürchtiger betrachtete er seinen Körper und das Zusammenspiel von Geist und Materie, das man Leben nennt. Er suchte und forschte, las Berichte in einschlägigen Fachzeitschriften, besuchte Vorlesungen, studierte Bücher. Er musste das natürliche Mittel finden, das Gott in die Natur gelegt hatte, um diese Lebensenergie wieder zu aktivieren, zu stärken, zu potenzieren und zum Fließen zu bringen!

Er wollte noch mehr Leben in seine Glieder bringen, um endlich aus dem Rollstuhl aufstehen zu können. Er wollte den Körper regenerieren. Er brannte nach dem Wissen, seinen Körper wieder gesund und kräftig zu machen. In seinem Herzen wusste er, dass dieses Mittel irgendwo in der Natur auf ihn wartete, aber er wusste nicht wo, bis er plötzlich, wie in einem Nebensatz, einer Fußnote sozusagen, den entscheidenden Hinweis fand.

Niemals würde Gary diesen Augenblick vergessen. Sein Herz stand still, sein Atem blieb angehalten. Er las: „Immortelle, auch Strohblume oder *Helichrysum italicum* genannt, wurde von europäischen Forschern auf seine Fähigkeit hin untersucht, Gewebe und Nerven zu regenerieren sowie die Durchblutung und die Haut zu verbessern." Gewebe und Nerven, war das nicht genau das, was er zur Heilung brauchte? Eine bessere Durchblutung, Hilfe bei Narben! Wie ein sonnendurchflutetes Blütenmeer von gelben Köpfchen flimmerte es vor seinen Augen. „Helichrysum, Immortelle", flüsterte er ehrfürchtig und überlegte, welche Kraft eine Pflanze wohl haben müsste, um den Ehrentitel „Unsterblichkeit" zu verdienen? Er sah die ausgedehnten goldgelben Felder, die in seiner Zukunft lagen. Er würde Immortelle anbauen, um sich und den Menschen da draußen helfen zu können, das stand für ihn fest.

Ein weiterer „Zufall" ließ ihn auf einen Artikel stoßen, der davon sprach, ein Öl aus dieser Helichrysum-Pflanze zu destillieren. „Destillation", dachte er. „So kann man also die Kraft einer Pflanze potenzieren." Er begann in den Annalen der Menschheitsgeschichte Hinweise über Hinweise wie eine kostbare Perlenkette aneinanderzureihen und Einblicke in diese uralte Heilkunst zu gewinnen. So entdeckte er ein faszinierendes, scheinbar verlorenes Wissen. Er fand die Urmedizin der Menschheit wieder: Ätherische Öle, die Lebensessenz der Pflanzen.

Mit Hingabe studierte er die Immortelle und besorgte sich kostbares Helichrysum-Öl. Er legte es auf seine Füße, massierte es dankbar und liebevoll in das Gewebe ein, glitt mit den ölbenetzten Fingern die Energiebahnen auf und ab und erwog in seinem Herzen die unzähligen Geschichten, die er über dieses Wundermittel bereits gehört und gelesen hatte. Jemand erzählte, dass bei einem von Geburt an gehörlosen Kind die Nervenenden wieder gefeuert haben sollten und das Kind erstmals hören konnte, nachdem dieses Öl auf die Ohren aufgetragen wurde. Auch bei Schwerhörigkeit würde das Öl wunderbar helfen. Es konnte die Blutzirkulation anregen und selbst bei akutem Schmerz eine wertvolle Hilfe zur Schmerztherapie sein. Gary studierte an der Wirbelsäule die Verbindungspunkte des Nervensystems zu den Organen und entdeckte die Vitalpunkte an den Füßen, die durch das ätherische Öl aktiviert werden können. Er probierte all das Gelernte an seinem eigenen Körper aus – und langsam, von Tag zu Tag, arbeitete sich Gary zurück ins Leben.

Er erforschte viele andere ätherische Öle, die Schmerz lindern, die Muskeln unterstützen, das Gewebe festigen und die Knochen regenerieren sollten. Er arbeitete mit Wintergrün, um seine Muskelschmerzen, Wadenkrämpfe und die Entzündungen in Knochen und Gelenken in den Griff zu bekommen. Auch Pfefferminz war seit jeher ein begehrtes Mittel gegen Schmerzen, das er gerne anwendete. Er erforschte an sich die Öle von Thymian und Oregano als beruhigendes Tonikum für die Nerven und zur Stärkung des Immunsystems – und vieles mehr.

Trotz der Schmerzen, die ihn Schritt und Tritt begleiteten, widmete er sich um so eifriger dem Studium der Heilung, verschlang Bücher über die verschiedenen Formen des natürlichen Heilens, studierte Kräuter, besuchte das Community College, eine Massage-Schule, schrieb sich in einer naturheilkundlichen Hochschule ein und führte seinen eigenen Bioladen. Er eröffnete ein Büro in Mexiko mit einem Forschungszentrum und brachte 1986 seine ersten Nahrungsergänzungen mit ätherischen Ölen auf den Markt.

„Ätherische Öle in Nahrungsergänzungen? So ein Unsinn!", ereiferten sich seine Gegner und machten sich über den Mann lustig, der lehrte, dass ätherische Öle die Nährstoffe in den Nahrungsergänzungen, die vom Körper oft nicht absorbiert werden können, direkt in die Zellen transportieren würden. „Ist er wahnsinnig!

Ätherische Öle einnehmen! Das ist doch giftig!", hetzten die anderen, die seine Erfolge widerwillig verfolgten. Sie hatten so etwas noch nie gehört. Heute ist wissenschaftlich bewiesen, was ein Mann vor seiner Zeit erkannte und ins Leben rief: Nahrungsergänzungen mit ätherischen Ölen.

Waren die Herausforderungen, Schwierigkeiten und der Widerstand auch noch so groß, es beirrte Gary nicht. Er hatte immer schon ein intuitives Wissen über die Essenz der Natur, und ein unbändiges Streben brannte in seiner Brust, diesen Naturgeheimnissen auf den Grund zu gehen. Er scheute nicht davor zurück, trotz furchtbarer Schmerzen aus dem Rollstuhl aufzustehen. Mithilfe seiner verschiedenen ätherischen Öle, gesunder Ernährung, eifrigen Muskeltrainings und motivierender Gedanken gelang es ihm schließlich, mit Walker und Krücken mutige Schritte in ein Leben der Unabhängigkeit zu wagen und letztlich auch den Stock wegzuwerfen, um wieder frei gehen zu können. Es hatte dreizehn schmerzvolle lange Jahre gedauert, bis Gary wieder voll ins Leben zurückkehren konnte. Er wollte wissen, ob er, wie andere Menschen auch, wieder am Leben teilnehmen konnte, und meldete sich mutig zu einem Marathon an, für den er unaufhörlich trainierte. Mit eisernem Willen lief er im ersten Drittel der Läufer ins Ziel. So bewies er sich und der Welt, dass Heilung, selbst in aussichtslosesten Situationen, mithilfe der Natur möglich war.

Seine unglaubliche Geschichte der Heilung brachte viele Menschen zu ihm, die Hilfe suchten. Selbst von Schmerzen, Kummer und Leid gezeichnet, verstand Gary die Leidenden wie kein anderer. Sein einziger Wunsch war es, Menschen zu helfen, Antworten und Lösungen für ihre Probleme zu finden. In ihm brannte eine Leidenschaft für das Leben, die ansteckend war und das Feuer in jedem, der hilfesuchend zu ihm kam, entfachte.

~

Zwei strahlend blaue Augen lachten Gary spitzbübisch aus der hell erleuchteten ersten Reihe im Vortragssaal an. Alle Augen waren auf ihn gerichtet, als er auf der Bühne von seinen Erfahrungen mit ätherischen Ölen erzählte. Doch diese Augen waren besonders. Eine Liebe und Hochachtung ging von ihnen aus und trafen Gary mitten ins Herz, als sich ihre Blicke für einen lebensverändernden Augenblick begegneten. Goldblonde Locken umrahmten ihr strahlendes Gesicht, und eine Locke hatte sich kokett auf ihre Stirn verirrt, aber sie schien es nicht zu bemerken. Ihre feinen Züge, das war nicht zu übersehen, verrieten einen Menschen, dem die schönen Künste lieb waren, und ihr feuerrotes Kleid mit der glitzernden Anstecknadel ließ eine Dame von Welt vermuten. Gary hielt inne, schaute nochmals in die Richtung dieser schönen Frau und lachte zu ihr hinunter. Er musste seine Gedanken wieder sammeln, um mit dem Vortrag fortzufahren. So sehr hatte sie ihn verwirrt.

Nach der Präsentation war Gary begierig, die Bekanntschaft dieser strahlenden Dame in der ersten Reihe zu machen. Aber er wurde von allerlei Ratsuchenden belagert und bemühte sich, jedem zu helfen. Da stand sie plötzlich vor ihm. Sie lachten sich an. „Ich bin Mary", stellte sie sich vor – und die Geschichte einer Liebe begann. In ihrem roten Seidenkleid, das bei jeder Bewegung spielerisch um ihre Knie tanzte, blitzten schlanke Beine, die verrieten, dass Mary gerne Tanzschuhe trug. Zugleich aber hatte sie dieses Flair einer erfolgsgewohnten Unternehmerin, die mit beiden Beinen mitten im Leben stand und ihr Geschäft fest im Griff hatte. Sein erster Eindruck bestätigte sich nach und nach, als Gary erfuhr, dass Mary eine erfolgreiche Geschäftsfrau war, aber auch eine begnadete Sängerin, die in Wien an der Musikhochschule studiert hatte.

Mary verstand es intuitiv, Himmel und Erde für Gary zu verbinden. Als gewiefte Geschäftsfrau nahm sie später die Zügel der Firma *Young Living*™ in die Hand und leitete die Geschicke eines weltweiten, milliardenschweren Unternehmens. Sie war Gary stets eine hervorragende Beraterin in finanziellen Angelegenheiten gewesen, besaß einen klaren Menschenverstand und ein großes Herz. Sie war aber auch seine Muse und seine Inspiration, die ihm half, nach den Sternen zu greifen und so manches Geheimnis vom Himmel auf die Erde zu bringen. Obwohl Gary und Mary sich gerade erst kennengelernt hatten, waren sie bereits mit Herz und Seele ein Team, und Mary unterstützte Gary tatkräftig. Sie hielt ihm den Rücken frei für seine Forschungsarbeiten, indem sie die täglichen Geschäftsabläufe übernahm und sich um die Kundenbetreuung kümmerte.

~

Als die Leute begannen, zu Gary zu kommen, um seine Produkte mit ätherischen Ölen zu bestellen, weil sie auch die Erfolge wollten, die Gary hatte, sah er die Notwendigkeit einer Firmengründung. „Wir nennen das Geschäft *Young Living Essential Oils™*", sagte Gary und schaute Mary fragend an. Sie war einverstanden. Gary und Mary wollten ihre Firma 1994 gemeinsam gründen. Es war bereits das erste große Treffen geplant, wo Gary seinem immer zahlreicher werdenden Kunden- und Vertriebspartnerkreis das neue Geschäft vorstellen wollte. Er sah sich auf der Bühne stehen, die vielen Leute im Saal. „Und wie wirst du mich vorstellen?", fragte Mary. Er überlegte kurz: „Meine Geschäftspartnerin? Meine Freundin?" Mary wurde still. Sie schien in Gedanken versunken. Dann wandte sie sich unvermittelt an Gary, sah ihm tief in die Augen und sagte entschieden: „Ich möchte als deine Frau vorgestellt werden. Heirate mich!"

So kam es, dass Gary und Mary ein Paar wurden. Er war damals dreiundvierzig Jahre alt. Sie waren unzertrennlich in allen Höhen und Tiefen des Lebens verbunden. Wie viele Nächte wartete Mary allein zu Hause und bangte um ihren Liebsten, der draußen im gefährlichen Urwald unter giftigen Spinnen und Schlangen forschte, den Beduinen in die unerbittliche Wüste folgte, unter Todesgefahr neue Länder erkundete und bahnbrechende neue Produkte entwickelte. Und all das, um den Menschen zu helfen, die sorgenvoll mit ihren Lasten zu ihm kamen. Wie viele Stunden verbrachten sie gemeinsam auf den sonnendurchfluteten Feldern, in der Destillerie, im Labor!

Ihre Liebe wurde mit zwei wunderbaren Söhnen gesegnet – die Hoffnung ihrer Zukunft! Als die Zeit gekommen war, um eine Familie zu gründen, bereitete der Meister-Aromatologe Gary seine Frau nach seinen fundierten Aromatherapie-Erkenntnissen auf ihre erste Schwangerschaft vor, denn sie war nicht mehr die Jüngste. Er machte für sie eine eigens zusammengestellte Ölmischung aus hormonunterstützenden ätherischen Ölen, die dabei helfen sollte, den Körper der Frau auf die Empfängnis vorzubereiten sowie eine glückliche Schwangerschaft und eine natürliche Geburt zu unterstützen. Mary nahm täglich Garys Nahrungsergänzungen zu sich. Sie rieb seine eigens formulierte hormonunterstützende Creme auf den Bauch. Sie befolgte alle Anregungen ihres Mannes und trug Öle um Öle auf ihren Körper auf, sodass Gary immer schon von Weitem wusste, wo Mary sich gerade aufhielt, denn der Duft der Öle verriet sie. Sie war vierundfünfzig Jahre alt, als sie ihren ersten Sohn, Jakob, zur Welt brachte. Vier Jahre danach, im Alter von achtundfünfzig Jahren, erblickte Sohn Josef das Licht der Welt. Ätherische Öle waren dabei ihre ständigen Begleiter.

Mary erzog ihre Söhne nach dem erprobten „Young Living™ Lifestyle“. Sie kannten keine herkömmlichen zuckersüßen Softdrinks, sondern liebten stattdessen den gesunden Gojisaft oder Wasser mit ätherischen Ölen. Sie kamen nie mit Lebensmitteln wie versalzenen, fetttriefenden Kartoffelchips oder den allenthalben so beliebten Burgern und ähnlichem in Berührung. Stattdessen aßen sie gesund, darauf achtete Mary streng, und eines Tages begann Gary sogar, das uralte Einkorn-Getreide wieder anzubauen, um Lebensmitteln ihren ursprünglichen Nährwert zurückzugeben. Die Söhne wuchsen gesund und glücklich auf. Sie wurden stark und waren abenteuerlustig wie ihr Vater. Einmal winkte Gary seine Frau vorsichtig zum Fenster und zeigte hinaus. Mary blieb beim Anblick das Herz stillstehen. Da saß doch Sohn Jakob, der kleine Knirps, der mit seinen Füßen kaum zum Pedal hinunterreichte, am Traktor seines Vaters und pflügte das ecuadorianische Feld, als wäre es eine Selbstverständlichkeit. „Ein würdiger Nachfolger“, dachte Gary stolz, und Mary blieb der Atem weg.

Immer wenn Gary eine Notwendigkeit sah, ein Problem zu lösen und die natürlichen Selbstheilungskräfte des Körpers zu unterstützen, machte er sich an die Arbeit, um die geeignete Essenz zu finden. „Ich mache keine Produkte, um sie zu verkaufen. Ich formuliere meine Produkte stets für ein Bedürfnis“, hatte Gary immer gesagt. Die Erfolge der Firma brachten über die Landesgrenzen hinaus reiche Früchte.

# Lavendelgeschichten

Gary hielt sein altes Fläschchen Lavendelöl liebevoll in Händen. Er dachte dankbaren Herzens an jene Zeit der unerträglichen Schmerzen zurück, als er sich tapfer aus dem Rollstuhl emporgearbeitet hatte. Oft waren die Schmerzen in seinen Gliedern so groß, dass Tränen unwillkürlich aus seinen Augen quollen. Aber sein eiserner Wille und sein starker Glaube an die Hilfsmittel der Natur, die der Schöpfer in seiner unendlichen Liebe für uns in die Blüten, Blätter und Gräser gelegt hat, waren so groß, dass er damals dieses Lavendelfläschchen fest umklammerte, als wolle er sich Halt und Hilfe davon holen. Immer wenn die Schmerzen unerträglich wurden, nahm er einen tiefen Atemzug aus dem Fläschchen. Danach fühlte er sich leichter. Er tropfte auch einen Tropfen Lavendelöl in die linke Handfläche und „aktivierte" das Öl dreimal im Uhrzeigersinn mit dem rechten Zeige- und Mittelfinger – wie die alten Heiler es lehrten. Er aktivierte das Öl bewusst und mit der Intention, seine Schmerzen zu erleichtern. Dann trug er es auf die Schmerzstelle auf und wartete. Er fühlte sich in das Öl hinein, so als wollte er mit dem Öl auf die Reise in seinen Körper gehen und die Wirkung des Lavendelöls für sich und die leidende Menschheit ergründen.

Gary sah damals voraus, probierte es an sich selber aus und fand bestätigt, was die Wissenschaft erst zwanzig Jahre später in Studien eindrucksvoll nachwies[*], dass nämlich Lavendelöl mit seinen Wirkstoffen Linalylacetat und Linalool schmerzstillende Eigenschaften besitzt. Auch die antiseptische Wirkung von Lavendelöl bei der Wundversorgung ist heute wissenschaftlich erwiesen *(Vakilian, K., et al, (2010). *Healing advantages of lavender essential oil during episiotomy recovery: A clinical trial. Complementary Therapies in Clinical Practice,* 17, 50-53.) Rückblickend dachte Gary an die duftenden Lavendeleinreibungen auf seiner Haut, die ihm nicht nur Erleichterung von seinen Schmerzen brachten, sondern seine vielen Narben, die nach einem so gravierenden Unfall wohl lebenslang geblieben wären, nach und nach verschwinden ließen und durch neue, gesunde Haut ersetzten. Er dachte daran, wie René-Maurice Gattefossé vor nahezu hundert Jahren (1910) das Zeitalter der modernen Aromatherapie einläutete, als er bei einem Unfall in seinem Labor starke Hautverbrennungen davontrug und dabei durch

* *Ghods, A.A, et al.,* (2015) *Complementary Therapies in Medicine,* 23, 325.330.

Zufall die einzigartige Wirkung des Lavendelöls für die Wundheilung entdeckte.

Wie viele Hausfrauen haben sich wohl am Herd verbrannt und könnten sich schnell helfen, hätten sie nur ein Lavendelöl in der Küche. Wie viele alte Menschen fänden Erleichterung für ihre alternde Haut oder einfach nur für Herzensfrieden und Ruhe, wüsste die Welt von den natürlichen Eigenschaften dieses Lavendelöls. Er sah die gestressten Manager, die gereizten Angestellten, die Ruhelosen und Schlaflosen, die sich die halbe Nacht im Bett herumdrehen, Schäfchen zählen und doch nicht zur Ruhe kommen können. Gary wusste aus eigener Erfahrung um die beruhigende Wirkung des Lavendelöls. Wie würden erst Stressgeplagte davon profitieren! Er kannte auch die aufmunternde, kraftspendende Wirkung dieses Öls für die Niedergeschlagenen, Lustlosen und Energielosen, denn Lavendelöl ist ein Adaptogen. Es schenkt dem Menschen genau die Wirkung, die er gerade braucht – Ruhe oder Energie.

Je mehr Gary über die Vorzüge des Lavendelöls nachdachte, desto unruhiger wurde er. Sein Herz zog ihn ungestüm in den Süden Frankreichs. Vor seinen Augen breiteten sich bereits die sagenumwobenen Lavendelfelder aus, und er konnte den Duft der lilafarbenen Blüten geradezu riechen. „Mary", stieß er schließlich hervor: „Ich muss die Hauptstadt des Lavendels mit eigenen Augen sehen!" Sein Ziel war die Provence, und seine Frau Mary bestärkte ihn in seinem Vorhaben. Da kam ihm die Einladung eines französischen Arztes gerade recht, der ihm in Aussicht stellte, ihm bei seiner Forschungsarbeit mit ätherischen Ölen zu assistieren. So bestieg Gary im Sommer des Jahres 1985 mit seinem Backpack das Flugzeug nach Europa.

In Frankreich eröffnete sich für ihn eine ganz neue Welt. Obwohl er aus eigener Erfahrung wusste, wie gut ätherische Öle auf gewisse Probleme ansprachen, hatte er doch noch nie die Gelegenheit dazu gehabt, ätherische Öle aus medizinischer Sicht kennenzulernen. Gary begleitete den französischen Arzt und Aromatologen auf seinen Spitalvisiten, studierte seine Forschungsarbeiten und beobachtete und dokumentierte die therapeutischen Maßnahmen, die der Arzt für seine Patienten anordnete. Er notierte die Fortschritte und bekam Einblicke in die klinische Aromatherapie, die er vorher so nicht kannte. Einer depressiven Patientin verordnete der Arzt zum Beispiel mehrmals täglich eine Inhalation mit Lavendelöl – keine Antidepressiva! Einem Alzheimer Patienten, der seinen Geruchssinn verloren hatte, verschrieb er stattdessen eine Massage mit Lavendelöl. Gary war fasziniert.

Mit dreizehn kostbaren ätherischen Ölen in seinem Gepäck kehrte Gary hochmotiviert und mit vielen neuen Ideen nach Hause zurück. „Mary, du glaubst ja gar nicht, was ich alles gelernt habe!", sprudelte es aus ihm hervor, und er erklärte ihr die Zusammenhänge und Wirkungsweisen verschiedener ätherischer Öle bei unterschiedlichen Krankheitsbildern.

Ein Patient kam mit Verbrennungen zweiten Grades. Er hatte furchtbare Schmerzen und wurde mit reinem Lavendelöl behandelt. Man konnte richtig sehen, wie der Schmerz nachließ. Die Rötung blieb zwar einige Tage, aber darunter bildete sich eine neue Haut. Die Blasen fielen einfach von selber ab, und es blieben keine Narben. Eine Frau mit unerklärlichen Angstzuständen wurde eingeliefert. Der Arzt ließ einen Aroma-Vernebler mit Lavendelöl in ihrem Zimmer aufstellen. Der sollte alle zwei Stunden zwanzig Minuten laufen. Als die Schwester nach einer Stunde nachsah, war diese hypernervöse Frau tief eingeschlafen. Ein anderer Patient kam mit Allergien. Er nieste ständig, und die Augen waren ganz rot und liefen. Der bekam einen Inhalator mit einer Mischung aus Lavendel-, Pfefferminz- und Zitronenöl. Der Arzt sagte ihm, er solle oft daran riechen, damit würde er seine Allergie ein für alle Mal in den Griff bekommen. Und wirklich, es ging ihm besser und besser, jedes Mal wenn ich ihn sah. „Faszinierend!", strahlte Gary.

Er malte ihr ein Zukunftsbild, wie er mit diesem Wissen in der Zukunft vielen Menschen würde helfen können, die in ihren Lebenssituationen feststeckten und sich selber nicht helfen konnten. Sie lächelte und beobachtete ihn, wie er konzentriert in seinem Labor, das er sich in Mexiko eingerichtet hatte, experimentierte. Er wollte alles über den Gebrauch und die Anwendung der mitgebrachten ätherischen Öle lernen. So mischte er Lavendel und Zitrone und erforschte, wie das Linalool vom Lavendel sich zum d-Limonen der Zitrone verhält. Dann mischte er das Pfefferminzöl dazu, das er auch aus Europa mitgebracht hatte, und dokumentierte, wie sich das Menthol im Pfefferminzöl mit den chemischen Verbindungen der anderen beiden Öle verhielt. Er wollte dringend herausfinden, warum man Allergikern mit einer Mischung aus gerade diesen drei Ölen am besten helfen konnte.

Es gab damals in den USA noch keine Bücher in englischer Sprache über ätherische Öle. Dies stellte Gary an die vorderste Front der Forschung in Nordamerika. Es gab keine schriftlichen Informationen, kein Internet und niemanden mit Erfahrung, den man hätte fragen können. Dieses Forschungsfeld war ganz seines. Er ging kühn voran, gegen gewaltige Kritik und Warnungen; denn immer, wenn man die ausgetretenen Gedankenpfade herkömmlicher Denkweisen verlässt und neue Wege geht, stellt sich Widerstand ein. Doch Gary ließ sich nicht beirren und war entschlossen, die verborgenen Geheimnisse ätherischer Öle zu entschlüsseln, die er intuitiv verstand.

Es war um diese Zeit, als Gary begann, seine Nahrungsergänzungen mit ätherischen Ölen anzureichern. Er dokumentierte mit Erstaunen, um wieviel besser Nahrungsergänzungen mit ätherischen Ölen im Körper wirkten. In der Dunkelfeldmikroskopie konnte er die Wirkweisen sichtbar machen. Doch die Welt war noch nicht bereit für seine Entdeckungen. Leute lachten ihn aus, beschimpften ihn und sagten ihm, dass es unmöglich wäre, die Wirkungsweise eines Präparates mit einem ätherischen Öl zu verbessern. Er legte Beweise vor, dass seine nährstoffreiche Chlorophyllformel, bestehend aus Spirulina, Alfalfa-Sprossen, Gerstengras und Bienenpollen, durch den Zusatz von den ätherischen Ölen Rosmarin, Zitrone, Zitronengras und Melisse innerhalb von nur einer Stunde zu 80% verstoffwechselte, während andere Präparate auf dem Markt nach drei Tagen nur etwa 30% verstoffwechseln, der Rest wird ausgeschieden. Man wollte ihm nicht glauben.

Die wenigen jedoch, die Garys neue Nahrungsergänzungen mit ätherischen Ölen verwendeten, spürten den Unterschied in ihrem eigenen Leben. Vorher müde und ausgelaugt, begannen sie nun mit mehr Energie und Kraft durch den Alltag zu gehen. Natürlich wussten sie nicht, dass ihre gesteigerte Lebensenergie daher rührte, dass das Nahrungsergänzungsmittel die Glukoseverwertung und den Energiestoffwechsel förderte, aber sie fühlten den Unterschied. Es war auch nicht wichtig für sie zu wissen, dass es das Drüsen-, Nerven- und Kreislaufsystem unterstützte, um den täglichen Stress abzubauen. Sie waren einfach nur glücklich, dass sie endlich wieder Kraft und Lebensfreude zur Verfügung hatten. So begannen sie begeistert davon zu erzählen sowie die neuen Produkte weiterzuempfehlen – und immer mehr Menschen wollten Garys Nahrungsergänzungen haben. Die Nachfrage war groß, obwohl er anfangs diese Mittel eigentlich nur für sich und seine Familie hergestellt hatte und es einigen Bekannten weitergab, die die Vorteile dringend benötigten. Er stand oft nächtelang in seinem Forschungszentrum in Mexiko, wo er in seinem Labor ungehindert experimentieren konnte.

Gary fühlte eine neue Leidenschaft in sich hochsteigen. Er wollte lehren und seine Entdeckungen mit der Welt teilen. Es war eine Sache, einsam und allein im Labor zu stehen und sich seiner Forscherleidenschaft hinzugeben. Doch die Menschen da draußen? Wer erzählte ihnen von diesen Wundern der Natur, die hinter verschlossenen Labortüren lebendig wurden? So entschloss er sich, sein vertrautes Forschungszentrum zu verkaufen. Als er am letzten Abend vor der Verkaufsübergabe in seinem Labor stand und seine Blicke über die Regale und Fächer schweifen ließ, wurde ihm weh ums Herz. Es war hier gewesen, wo er begonnen hatte, in die tieferen Geheimnisse der Natur vorzudringen. Hier hatte er das erste Mal am Monitor vor seinen Augen die Wirkung ätherischer Öle auf das Blut beobachtet. Er erinnerte sich noch, wie erstaunt er gewesen war, als das verklumpte, geldrollenartige Blut eines Probanden nach der Einnahme eines einzigen Tropfen ätherischen Öls – es war damals Zitronenöl gewesen – nach weniger als einer Stunde solch drastische Veränderungen aufwies, dass selbst dem Forscher vor Staunen der Atem stockte. Die Geldrollenbildung war komplett aufgelöst, und die Blutblättchen bewegten sich frei unter dem Mikroskop.

Es war eine aufregende Zeit gewesen. Doch jetzt wurde ein neues Abenteuer für ihn Wirklichkeit. Eigentlich wurde es aus der Notwendigkeit heraus geboren. „Die Leute rennen uns die Türen ein", hatte Mary 1994 gesagt. „Wir müssen an eine Firmengründung denken." Die Firma, die nach Gary Young *Young Living*™ genannt wurde, was auch als *Jugendliches Leben* übersetzt werden kann, brachte zwei wesentliche Vorteile für ihn. Gary konnte jetzt lehren. Er konnte sein Wissen mit der Welt teilen; und er benötigte eine Firma, um ein Vertriebsnetzwerk aufzubauen, das seine bereits beliebten Produkte vertreiben konnte. So öffneten Gary und Mary die Tore ihrer Firma *Young Living Essential Oils*™ in Spokane, Washington. Hinter dem Gebäude war eine geräumige Grünfläche, die Gary, der Farmer, in seinen Gedanken bereits mit blühenden Lavendelpflänzchen bestellt sah. Der Duft war lieblich süß, und die malerischen lila Schattierungen der echten Lavendelpflanzen für das Auge wohltuend und beruhigend. Von Montag bis Donnerstag arbeitete Gary in der Firma. Er telefonierte, nahm Bestellungen auf, machte Päckchen fertig, brachte sie zur Post und schrieb Rechnungen. Aber am Freitag machte er sich auf, um für seine treuen Kunden in den verschiedensten Städten landauf, landab Vorträge über den Wert und Nutzen ätherischer Öle zu halten.

~

„Mary, ich muss unbedingt wieder nach Frankreich reisen. Ich muss die Destillierkunst der Lavendelfarmer erlernen", drängte Gary. Sie wusste, dass er als Sohn eines Farmers ein natürliches Interesse an der Landwirtschaft hatte; und sie wusste auch, dass Frankreich der Ort war, wo die alte Kunst der Lavendel-Destillation noch lebendig war. „Ich möchte mein eigenes Lavendelöl destillieren", erklärte er, denn er wusste, dass er, unabhängig von den Anbietern, die Qualität und Reinheit seiner Öle nur dadurch kontrollieren konnte, wenn er sie selbst herstellte. Die Destillierkunst war eine uralte Verfahrensweise. Natürlich konnte man nicht in ein Geschäft gehen und sich einfach einen Destiller kaufen – jedenfalls damals nicht. Von seinen Studien der altägyptischen Kultur wusste Gary, dass die Herstellung eines hochwertigen Öls einen Destillationsaufbau brauchte, der einem Schwanenhals glich. Würden die altfranzösischen Destillieranlagen den ägyptischen ähnlich sein? Seine Neugierde war groß. Gary fühlte, dass der einzige Weg, es herauszufinden, der war, sich selbst in Frankreich umzusehen.

„Aber du kennst ja niemanden in der Provence", gab Mary zu bedenken. „Die französischen Farmer hüten ihr berühmtes Lavendel-Geheimnis und teilen ihr Wissen über die Destillation sicher mit keinem Fremden." Doch sie packte den Rucksack für ihn samt Schlafsack, und Gary machte sich abenteuerlustig auf den Weg. Er überquerte den Ozean, nahm einen kleinen Mietwagen und fuhr auf gut Glück durch Südfrankreich. Von Weitem schaute er sehnsüchtig zu den Lavendelfeldern hinüber und wollte so gerne einen Blick in eine Destillieranlage erhaschen. Wie würden die Destillerien hier aussehen? Wie lange würde destilliert und wie heiß sollte der Destilliervorgang sein? Wie viel Öl gewinnt man aus einer Tonne Lavendelblüten. Alle diese Fragen gingen ihm durch den Kopf. Die Antwort darauf war so wichtig wie der Baum im Wald. Ohne Baum kein Wald. Ohne die genaue Analyse und Anwendung all dieser Faktoren, die bei einer Destillation zusammenspielen müssen, kann kein hochwertiges ätherisches Öl entstehen; und ein oberflächlich destilliertes ätherisches Öl hat keinen Nutzwert, das wusste Gary. Daher war es sein Bestreben, unbedingt seine eigene Destillieranlage zu bauen und sein eigenes ätherisches Öl zu produzieren.

Er hätte gerne mit den Feldarbeitern gesprochen, doch er konnte sich nicht verständigen, denn sie sprachen nur Französisch. In Wirklichkeit wollte ihm niemand Auskunft geben.

~

Als er einmal von seiner Europa-Exkursion heimkam, sagte Gary geheimnisvoll: „Schau, Mary, was ich dir mitgebracht habe." Er öffnete behutsam einen Sack und zeigte ihr seinen Schatz. „Das sind Lavendelsamen aus Frankreich!", triumphierte er, und Mary wusste seine Begeisterung zu teilen. Sie scherzte: „Kann ich die essen?" Gary zog seinen Sack zurück, als wollte er seine Samen schützen. Bei seinen Lavendelsamen verstand er keinen Spaß. Tatsächlich pflanzte er drei Jahre später hinter seinem Büro in Spokane seine ersten Lavendelsamen aus Frankreich auf 1.000 Quadratmetern Land an. Unter seinen Händen blühten und gediehen die Lavendelpflanzen prächtig, und von den kräftigsten und größten Blüten wurden alljährlich Lavendelsamen gesammelt. Was damals niemand ahnen konnte, war die Tatsache, dass dieser Lavendel aus Frankreich, der hier fern seiner Heimat unter der Aufsicht von Gary Young blühte und kräftig heranwuchs, dazu bestimmt war, einmal die gesamte französische Lavendelkultur vor dem Aussterben zu retten. Aber davon später.

Es waren scheinbar ergebnislose Versuche, französische Lavendelgeheimnisse zu erhaschen, die genauen Anbau- und Erntepraktiken zu erkunden, den Destillationsablauf zu studieren und mögliche Verfahrensweisen aufzuschnappen. Es musste doch ein Geheimnis dahinterstecken, dem der französische Lavendel seine Weltberühmtheit verdankte. Gary war entschlossen, diesem Geheimnis auf den Grund zu gehen, und so reiste er, auch wenn es aussichtslos schien, zweimal im Jahr nach Frankreich. Er war sich sicher, dass sich zur rechten Zeit ein Weg für ihn öffnen würde und er mit jeder Reise seinem Ziel einen Schritt näherkäme.

Seine Ausdauer wurde belohnt.

Die neu gegründete Firma *Young Living Essential Oils*™ präsentierte sich auf einer Nationalen Gesundheitsmesse. Auf dem Stand hatte Gary ein paar Ölfläschchen ausgestellt. Da begab es sich, dass Jean-Noel Landel, ein französischer Lavendel-Züchter, der nach Amerika gekommen war, um die Gesundheitsmesse zu besuchen, durch die Ausstellung schlenderte. Er suchte nach einem Kontakt, um sein Lavendelöl zu verkaufen. Er war bereits an Garys Stand vorbeigegangen, als er gerade noch aus dem Augenwinkel ein Ölfläschchen erhaschte. Interessiert kam er zurück. Schnell entwickelten die beiden Herren ein gegenseitiges Interesse, und Jean-Noel lud Gary nach Frankreich ein. Er dachte nicht, dass Gary wirklich kommen würde.

Einen Monat später rief Gary von Paris aus Landel an: „Jean-Noel, ich bin in Paris. Wann können wir uns treffen?" Landel war mehr als erstaunt, dass Gary ohne Voranmeldung tatsächlich und so schnell gekommen war. Jean-Noel und seine Frau Jane, eine Amerikanerin, nahmen Gary liebevoll in ihr Haus auf, und eine lange und tiefe Freundschaft begann, die Gary viele Tore zu den örtlichen Lavendelfarmern öffnete.

Für Jane und Jean-Noel war ihr berühmtes französisches Lavendelöl ein betörendes Parfüm. Sie hatten nie daran gedacht, die Öle in ihrem Haushalt etwa zur Luftreinigung oder zur persönlichen Anwendung in Cremes zu verwenden. Dass ätherische Öle auf die Psyche einwirken, ein erhitztes Gemüt beruhigen und Stress und Unruhe glätten können, war ihnen unbekannt. Wenn also ihr sechs Monate alter Sohn Nicolas schrie und spuckte und nicht schlafen wollte, hielt Gary den Kleinen auf seinem Schoß und zeigte den Eltern, wie man die Füßchen mit Lavendelöl massierte, bis er einschlief. Er zeigte ihnen auch die VitaFlex™ Technik, eine besondere Massage-Technik, die Gary entwickelt hatte, welche die Wirkung ätherischer Öle noch erhöhte.

Schon damals bestand Gary darauf, dass ätherische Öle höchster Qualität notwendig wären, wollte man nennenswerte Erfolge auf körperlicher, emotionaler und mentaler Ebene erzielen. „Das war zu einer Zeit, wo fast niemand wusste, was ätherische Öle überhaupt sind", erinnerte sich Jean-Noel. „Damals, vor dreiundzwanzig Jahren", sagte er 2014 auf einer internationalen Konferenz in Amerika, belächelten viele Gary Young. Sie konnten nicht verstehen, was Gary über ätherische Öle und die Wirkung auf unsere Gefühle sagte. „Niemand wusste damals, was Aromatherapie eigentlich war."

Und Landel fuhr fort: „Als dieser Mann das erste Mal zu uns kam und mit uns sprach, dachten wir französischen Lavendelbauern, dass er von einem anderen Planeten stammte. Worüber spricht er überhaupt, wunderten wir uns?" Doch Garys tiefes Wissen und sein unerschütterlicher Glaube an die umfassende Wirkkraft ätherischer Öle war faszinierend für Jean-Noel. Gary lehrte schon damals, dass reine ätherische Öle eine starke Wirkung nicht nur für körperliche Belange haben. Das wussten französische Ärzte, die Aromatherapie anwendeten, auch. Aber Gary ging weiter. Er wusste intuitiv, dass ätherische Öle höchster Qualität auch emotionale, mentale und spirituelle Ebenen berührten. Das machte ihn und seine Lehre über ätherische Öle zur damaligen Zeit einzigartig. „Gary wusste, dass es große Schritte und Anstrengungen benötigen würde, Millionen von Dollar in den Anbau, in die Destillation und in wissenschaftliche Studien zu investieren – Forschungen bis zu dem Punkt, wo niemand sonst so etwas machen konnte außer Gary", sagte Jean-Noel damals.

1991 stellte Jean-Noel seinem Freund Gary einen Mann namens Philippe Maihebiau vor, der über ätherische Öle schrieb und lehrte. Er war ein Wissenschaftler und war mit Anbau und Destillation von Lavendel nicht vertraut. Er erforschte in seinem Labor die Wirkungen ätherischer Öle auf Körper und Emotionen. Ätherische Öle und Emotionen! Das kam Gary gerade gelegen, und er war fasziniert von Maihebiaus Forschungen.

Er fühlte und wusste intuitiv, dass die ätherischen Öle eine spirituelle Essenz enthielten, die stark dafür verantwortlich war, wie ein Mensch auf die Anwendung der Öle reagierte. Gary forschte, notierte, katalogisierte und testete Öle und Ölmischungen, bis er eine Reihe ätherischer Ölmischungen für emotionale Klärung (*Emotional Clearing*) entwickelt hatte, die in der Folge über all die Jahre unzähligen Menschen aus dem Morast von unnützen Gedanken und schädlichen Gefühlen herausgeführt und sie auf eine lichte geistige Ebene gestellt hat.

„Kann es sein, dass Gedanken unsere Lebenssituation bestimmen?", fragte er sich und blickte auf sein eigenes erfolgreiches Leben zurück. „Mit klaren Gedanken und Gefühlen kann man sich ein erfolgreiches Leben aufbauen", war Gary überzeugt. Er untersuchte die Verbindung zwischen dem Duft eines ätherischen Öls und den Gehirnarealen, die auf Duft ansprechen und darauf positiv oder negativ reagieren, und wie das limbische System mit seiner gewaltigen Bibliothek an negativen Erinnerungen, Traumata, Schocks und seelischen Verletzungen auf den reinigenden Duft ätherischer Öle ansprechen würde. Um Veränderungen und Verbesserungen in seinem eigenen Inneren über den Duft zu bewerkstelligen, bedarf es weder des Verstandes noch einer Willensanstrengung. Der Duft allein vermag mit seinen harmonisierenden Schwingungen die Dysbalance der verworrenen Erinnerungen auszugleichen, auszubalancieren und in den Zustand der Homöostase zu bringen. Das Resultat: Traurige, verletzende Erinnerungen gehen über in tröstliche Gedanken, in Verzeihen und Verständnis. Daher lehrte Gary: „Jede Krankheit beginnt zuerst im Verstand. Zu den Gedanken gesellen sich blitzschnell Gefühle. Sind die Gedanken voller Hass und die Gefühle mit Neid, Ärger und Sucht verknüpft, dann manifestiert sich früher oder später eine Krankheit im Körper." Ätherische Öle, so ergaben seine Forschungen, gehen den umgekehrten Weg. „Sie unterstützen den kranken Körper, klären die Emotionen und machen die Gedanken frei." Ätherische Öle sind demnach wertvolle Hilfen für ein zufriedenes, glückliches und erfolgreiches Leben.

~

Ein Jahr nach der Begegnung mit dem Wissenschaftler Philippe Maihebiau stellte Jean-Noel seinem Freund Gary den Präsidenten der *Lavender Growers Association*, Marcel Espieu, vor. Als stolzer Franzose und von Amts wegen bestellter Beschützer der Lavendelbauern, der die Geheimnisse der französischen Lavendelzunft zu bewahren und zu verteidigen hatte, war dieser nicht gerade für Gary und seine vielen Fragen offen. Garys Wissbegierde und die gezielten Fragen zum Anbau und zur Destillation von Lavendel, die in diesen Details nicht einmal den hiesigen Lavendelbauern in den Sinn gekommen wären, stand er argwöhnisch gegenüber.

„Woher weiß dieser Ausländer so viel?", muss er wohl gedacht haben, als Gary nach der exakten Destillationsdauer für französischen Lavendel fragte oder wissen wollte, wie lange nach der Lavendelernte das duftende Kraut abliegen müsste, um „reif" für die Destillation zu sein. Aber Garys offenes und liebenswürdiges Wesen und die Art und Weise, wie er sich für die kleinsten Details interessierte, überzeugten Espieu schließlich, dass es sich bei Gary nicht um einen Spion handelte, und so lud der Vorsitzende der französischen Lavendel-Vereinigung persönlich ihn in seine Destillerie ein.

Gary arbeitete als freiwilliger Helfer dort. Keine Arbeit war ihm zu niedrig. Er tat alles, was Marcel ihm zeigte oder andiente, obwohl sie jeweils die Sprache des anderen nicht kannten. Sie verstanden sich durch die Zusammenarbeit und waren mit Herz und Seele dabei vereint, das berühmte französische Lavendelöl herzustellen. So wurden Marcel und Gary Freunde. Sie arbeiteten zusammen wie ein eingeschworenes Team, und Marcel vertraute Gary schließlich all sein Wissen und seine Erfahrungen über das jahrhundertelang gehütete Geheimnis der Herstellung des weltbekannten französischen Lavendelöls an.

„Der Lavendel muss nach der Ernte vierundzwanzig Stunden abliegen und 'reifen', bevor er destilliert wird, um die beste Ölqualität zu erzeugen", sagte Marcel eindringlich. „Das macht das französische Lavendelöl so besonders duftend und wirkungsvoll und hebt es von jedem anderen Lavendelöl am Markt ab!", fügte er hinzu. Gary verstand. Er sah sich bereits in seinem Labor stehen und die verschiedenen Prozesse der Herstellung, die die Ölproduktion durchlaufen müssen, um das Öl besonders wertvoll zu machen, zu messen und zu dokumentieren. Es war Garys Anspruch, das beste ätherische Öl zu produzieren. Dazu musste man wissen, wann die beste Erntezeit war, wie hoch oder niedrig die Temperatur bei der Destillation im Kocher sein musste, wie lange destilliert werden sollte und wann der Höhepunkt erreicht und nicht überschritten werden durfte.

Gary befeuerte den Ofen bis spät in die Nacht. Dann kam Marcel, um ihn bis zum Morgen abzulösen. Tagsüber besuchten sie die Parfümhersteller in Grasse. Gary war begeistert und ging in seiner Arbeit völlig auf. Es war abzusehen, dass er, je mehr er über die Destillation lernte, seine eigene Destillerie bauen wollte. Alle lachten, und Marcel machte Witze darüber, dass ein Amerikaner glaubte, er könne das tun, was französische Bauern seit Jahrhunderten taten. Aber für Gary war der Traum in seiner Vorstellungskraft bereits längst Wirklichkeit.

~

Da kam Gary das Schicksal wieder ein Stück entgegen. Er lernte anlässig eines Abendessens bei seinem Freund

Jean-Noel Landel einen Mann namens Henri Viaud kennen, einen pensionierten Professor der Mathematik und Physik an der Universität von Toulouse. Viaud war damals in der Provence als „der Vater der Destillation" bekannt, denn er destillierte „alles", sogar Steine!

An jenem milden Sommerabend bei den Landels ahnte Gary freilich nicht, dass sich vor ihm gerade ein neues Tor zu öffnen begann. Interessiert studierte er den alten Herrn, dessen Gesicht von der Arbeit in der Natur zerfurcht und dessen Stimme temperamentvoll und zugleich geheimnisvoll klang. Viaud schüttelte mahnend den groben Zeigefinger einer Hand, die in ihrem Leben harte Arbeit gesehen hatte, hoch über den Köpfen der Anwesenden und verkündete mit Nachdruck: „Die Zeit wird kommen, dass es keinen Lavendel mehr geben wird, wenn man ihn nicht anpflanzt." Seine Warnung hallte in Garys Ohr: „Die Verknappung an Ölen, wo die Nachfrage nicht befriedigt werden kann, führt zu verfälschten, synthetisch hergestellten Ölen", sagte er, und aus seiner rauen Stimme klang Besorgnis und Ärger zugleich. Gary lauschte angespannt. Er wollte kein einziges Wort überhören und erwog alles in seinem Herzen. „Wer wäre auf die Idee gekommen, dass es einmal einen Mangel an echtem Lavendelöl in der Provence geben könnte", schüttelte er den Kopf. „Der Landschaft im Südosten Frankreichs, die mit ihren weichen, duftenden Hügeln das Weltzentrum des Lavendels ist!" Er fühlte Viauds Besorgnis, die wie ein kalter Regenguss über die Herzen derer niederging, die in jener lauen Sommernacht davon überrascht wurden.

Während die Worte in den Ohren der Zuhörer rasch in Vergessenheit gerieten, fühlte Gary die Schwere dieser Aussage auf seinem Herzen lasten, und die Vorstellung ließ ihn nicht mehr los: „Frankreichs berühmte Lavendelkultur ist in Gefahr!" Er fühlte Mitgefühl und Besorgnis mit denjenigen, die auf diese wunderbare Pflanzenwirkung womöglich eines Tages verzichten müssten. Sie würden in ihrer Not alles für ein Fläschchen Lavendelöl geben. Er dachte an die frisch operierten Menschen mit offenen Wunden, die, durch gefährliche Krankenhauskeime angesteckt, keine medizinische Hilfe erwarten konnten, weil die synthetischen Antibiotika wirkungslos geworden waren. Er dachte an die Herpes-Patientin im französischen Krankenhaus, die mit Hilfe von Lavendelöl das Problem schnell in den Griff bekam. Er sah ihren dankbaren Blick und wie sie darauf vertraute, dass sie mit dem Öl dieses Stigma endlich rasch loswerden würde. Dort war auch ein Mann mit Schuppenflechte gewesen, der dem Arzt das Fläschchen Lavendelöl fast aus der Hand gerissen hatte, um sich damit endlich seine Kopfhaut zu heilen.

Viaud hatte recht. Es dauerte nicht lange, da wurden die ersten Anzeichen dieser Entwicklung sichtbar. Traditionelle Lavendelzüchter-Familien in Frankreich, die seit

Jahrhunderten Lavendel destilliert hatten, schlossen nach und nach die Tore zu ihren Destillieranlagen, und die Jungen zogen in die Stadt. Das Land, das einst von blühenden lilafarbenen Teppichen geziert war, wurde verkauft und gegen Häuser, Büros und Fabriken eingetauscht. Nachdem das Lavendelöl nun knapp wurde und die Reserven langsam schwanden, mussten die Bauern und Händler unverzüglich gegensteuern. Sie sahen in einer neuen Entwicklung ihre große Chance, die von geschäftstüchtigen Händlern flächendeckend beworben wurde: „Nehmen Sie doch Lavandin! Es duftet wie Lavendel, hat aber den vierfachen Ertrag!" Was sie nicht dazu sagten, war die Tatsache, dass Lavandin, ein Lavendelhybrid, Unmengen von Düngemitteln, Pestiziden und Herbiziden verbrauchte, um überhaupt erst wachsen zu können.

Die alteingesessenen Lavendelbauern verabschiedeten sich von den uralten Lavendelsamen ihrer Vorväter und begannen Lavandin anzupflanzen. Es winkte zudem ein ordentlicher Profit, wenn man das kostbare französische Lavendelöl verwässerte, verfälschte oder gar mit duftendem synthetischen Lavendelöl vermischte. Niemand würde einen Unterschied merken. Findige Lavendelbauern und Destillateure begannen also aus Profitgier, selbst systematisch ihre Lavendelfelder und das berühmte Lavendelöl aus der Provence zu gefährden.

Viaud lebte nicht weit von Jean-Noel entfernt in einem 600 Jahre alten Steinhaus am Bergplateau der Provence. Fünf volle Jahre hatte sich Gary bereits bemüht, um mit ihm in Kontakt zu kommen und bei ihm die Kunst der Destillation zu studieren. Doch der Mann wollte keine Besucher, schon gar nicht neugierige Amerikaner. Aber Gary ließ nicht locker, und so kam es zu dieser denkwürdigen Begegnung beim Abendessen in Jean-Noels Haus im Jahre 1991. Nach dem Essen stellte Viaud einige kurze, aber intensive Fragen zu Garys Woher und Warum. Er kniff die Augen zusammen, schaute Gary mit einem durchbohrenden Blick an und brummte: „Was bedeuten Ihnen ätherische Öle?"

Ohne nachzudenken, antwortete Gary mit einer weichen, warmen Stimme, die in völligem Gegensatz zu Viauds Gehabe stand: „Ich glaube, dass ätherische Öle die physische und greifbare Substanz sind, die den Geist Gottes hier auf Erden birgt." Der Alte stutzte. Er musste das letzte Wort haben, daher erhob er abermals seinen warnenden Finger und sagte in einem dramatischen Ton: „Sie haben recht. Und jeder, der sich damit anlegt, sollte wie ein Krimineller behandelt werden." Mit einem entschlossenen Ruck stand er auf, dass der Tisch nur so wackelte. Die Anwesenden zuckten erschreckt zusammen. Er wandte sich auf seinem Absatz zur Tür und ging grußlos davon. Jean-Noel sprang auf, um ihn hinaus zu begleiten. Gary fühlte sich schlecht, abgewiesen von dem Mann, auf den er so viel Hoffnung gesetzt hatte. „Was habe ich falsch gemacht?", blickte er Jane fragend an. Sie zuckte nur mit den Schultern und begann, den Tisch abzuräumen.

Unglücklich sah Gary seinen Freund Jean-Noel an, der mit einem verschmitzten Lächeln zurückkam. „Viaud möchte dich morgen um 6:00 Uhr in der Früh auf seinem Berg sehen." Gary war sprachlos, seine Gefühle hin und her gerissen. „Gerade noch dachte ich, ich hätte kläglich versagt, und nun diese unerwartete gute Nachricht!" Die Landels lachten mit Gary. Diese Geschäftsanbahnung war ihnen gelungen. In jener Nacht machte Gary kein Auge zu. Er konnte den Morgen kaum erwarten!

In der Folge verbrachte Gary viele Tage mit Henri Viaud. Sie schnitten und ernteten wilden Lavendel, Thymian und Rosmarin und destillierten die Kräuter. Er hatte nur zwei Kocher, daher ging die Destillation langsam vor sich. Gary blieb Tage, Wochen, Monate bei seinem Mentor und Freund Henri Viaud, während er zwischendurch immer wieder hin und zurück flog. Gary hatte ja in Amerika ein Geschäft zu führen.

Ein Jahr danach pachteten Jean-Noel und Gary ihre erste französische Lavendelfarm. Die nächsten vier Jahre sahen Gary zwischen Amerika und Frankreich hin und her pendeln. Er arbeitete und perfektionierte alles – vom Anpflanzen der Lavendelpflanzen über die

Ernte bis zur Destillation. In seinem Herzen wusste er ohne Zweifel, dass er eines Tages seine eigene Destillerie haben würde. Doch immer wieder ging ihm Viauds drastische Warnung durch den Kopf, und er nahm sich vor, dem französischen Lavendel besondere Aufmerksamkeit zu schenken.

~

Aber Frankreich war nicht Garys einziges Reiseziel. Während dieser Jahre unternahm er auch ausgedehnte Reisen an die Wiege der Menschheit, um das verlorene Wissen und die Geheimnisse der Urmedizin zu finden, denn ätherische Öle waren nachweislich die erste Medizin der Menschheit gewesen und stellten für ihn das Bindeglied zwischen uralter Heilkunst und moderner Medizin dar. Er wollte das verlorene Wissen, im Wüstensand vergraben, in uralten Bibliotheken vor den Augen der Menschen verborgen, in Tempeln und Schriftrollen verschollen, ausgraben und für unsere Zeit wieder mit Leben erfüllen.

~

# Inspiration rund um die Welt

## Die uralten Geheimnisse Ägyptens

Gary hatte das klare Wissen in sich, dass er in den Osten reisen müsse, um die tieferen Geheimnisse der ätherischen Öle zu ergründen. Er wollte die Herstellung von ätherischen Ölen von Grund auf erlernen, nicht nur vom Hörensagen, um den Menschen, die ihm vertrauten, das beste Öl, die größtmögliche Hilfe, zugänglich zu machen.

Ägypten, das Herz der uralten Heimat ätherischer Öle, war sein erstes Reiseziel. Gary und Mary packten das Notwendigste, ließen ihre kleine blühende Firma in den treuen Händen ihrer Mitarbeiter und machten sich auf den Weg, um Pyramiden, Grabmäler und Tempel, die heute noch Zeugen einer längst vergangenen Hochkultur sind, zu erkunden. Garys aufmerksamem Blick entging nichts. Überall sah er flüchtige Hinweise und verborgene Fingerzeige, die auf die verlorene Kunst der

Herstellung ätherischer Öle hinwiesen und die er in seine eigene Destillierkunst einfließen ließ. Sie durchforsteten Bibliotheken, durchstreiften Museen und besuchten staatliche Einrichtungen. Sie gingen durch orientalische Märkte auf der Suche nach ätherischen Ölen, getrockneten Kräutern oder Harzbrennern und bestaunten wunderschöne Ölbehälter. Gary machte sich Notizen und sammelte Ideen. Es waren aufregende Entdeckungsreisen.

Als Gary im Jahre 1991 das erste Mal nach Ägypten reiste, lernte er dort durch einen glücklichen Zufall den Dekan der Abteilung für Biochemie der Universität Kairo, Dr. Radwan Farag, kennen. Die Wirkungen ätherischer Öle waren hier schon jahrelang Forschungsobjekt, und Dr. Farag hatte zu jener Zeit bereits etwa zweihundert Forschungsberichte über ätherische Öle verfasst. Gary war über die Großherzigkeit dieses Mentors und Freundes gerührt, der alle seine Forschungspapiere mit ihm bereitwillig teilte. Welch kostbarer Schatz! So gewann er eine Fülle an Informationen, Forschungsergebnissen und Anwendungsmöglichkeiten, die er in seine eigene Forschung mit einbezog.

~

## Die Geschichte des Tempels der Isis auf der Insel Philae

„Komm schnell, folge mir. Ich zeige dir das, wofür du hierhergekommen bist, um es zu finden." Ein älterer Mann mit braungebranntem Gesicht und leuchtend schwarzen Augen, die sich von seinem weißen Kaftan in der glühenden Mittagshitze besonders abhoben, raunte Gary diese Worte zu: „Komm schnell, folge mir." Gary mischte sich mit einem flauen Gefühl in der Magengrube unter die Gruppe der Touristen und beobachtete ihn aus dem Augenwinkel. Er bewegte seinen Kopf leicht gegen Norden, und seine Augen folgten ihm dorthin. Dieser dunkelhäutige Mann schien ihn auserwählt zu haben, aber wozu? „Was will er gerade von mir?", schoss es Gary durch den Kopf, und er grübelte über die Worte nach: „Ich zeige dir das Geheimnis, weswegen du hierhergekommen bist!" Der Tempel der Isis thronte auf einer Anhöhe. Ein tiefblaues Himmelszelt wölbte sich wie ein Baldachin über die Ruinen. Er hatte in seinen Nachforschungen von einem ganz besonderen Ritual in diesem Tempel der Isis gehört und war gekommen, um diesen Mythos zu ergründen. Deswegen war er da. Da raunte ihm der Dunkelhäutige ein drittes Mal eindringlich zu: „Komm schnell, folge mir. Ich zeige dir, weswegen du hierher gekommen bist!"

In einem Anflug von Heldenmut und Abenteuerlust verließ Gary die Sicherheit seiner Gruppe, und mit ein paar schnellen Schritten waren die beiden hinter einer weißen Mauer verschwunden. Der Einheimische zog einen großen eisernen Schlüssel aus seiner tiefen Tasche, deutete Gary an, schnell durch die Türöffnung zu schlüpfen, und das massive Tor fiel hinter ihnen ins Schloss. Für einen Augenblick blieb Garys Herz stehen, als er den eisernen Schlüssel im alten Schloss knirschen und knarren hörte. Berichte über Entführung, Lösegeld und Schlimmeres zuckten bedrohlich vor seinem inneren Auge vorbei, als sein Blick auf eine steinerne Treppe fiel, an deren Ende ein helles Licht in den finsteren Gang herunter flutete. Angezogen von dieser mystischen Lichtquelle vergaß er die Welt um sich. Erst vorsichtig, dann immer schneller und stürmischer zog es ihn die verheißungsvolle Treppe empor, und als er die Türe ganz aufstieß, blieb er wie angewurzelt auf der Stelle stehen.

Hier war, in Wände aus Stein gemeißelt, die mysteriöse, in der Literatur wage erwähnte Zeremonie der Isis abgebildet. Garys Mund stand offen: „Die Zeremonie der Emotionalen Klärung in Hieroglyphen!", schoss es ihm durch den Kopf. „Ich habe es gefunden, das lang verloren gegangene ägyptische Ritual der Reinigung!" In der Literatur ist es als *die Reinigung des Fleisches und des Blutes* bekannt. Es war ein Drei-Tage Ritual, das ätherische Öle verwendete mit dem Ziel, die emotionalen Blockaden aufzubrechen und zu beseitigen, damit der Auserwählte die Initiation empfangen und in seinem spirituellen Leben Fortschritte machen konnte. Dafür war Gary den langen Weg hierher gekommen. Es war insgeheim sein sehnlichster Wunsch gewesen, eine Bestätigung dieser Erzählungen zu finden. Er wollte sichergehen, dass die Legende der *Emotionalen Klärung* nicht eine Erfindung eines Geschichtsschreibers war, sondern auf Wahrheit beruhte.

Der Tempelwächter lachte, und seine weißen Zähne blitzten. Nur wenigen Menschen wird dieser archäologische Schatz gezeigt. Dankbar schaute Gary in die schwarzen Augen des Fremden, die wie ein Ozean in unbegrenzte Tiefen führten. Vorsichtig öffnete der Orientale das schwere Tor wieder, spähte hinaus und deutete Gary an, dass der Weg frei wäre. Der schlüpfte hinaus und fand sich in der gleißenden Sonne Ägyptens wieder. Mit gemäßigten Schritten mischte er sich unter die Touristen, um keinen Verdacht auf sich zu lenken. Als er sich noch einmal dankbar zu dem Tempelwächter umdrehen wollte, war dieser verschwunden. Er hat ihn nie wiedergesehen.

~

Die Welt Arabiens mit ihren Destillerien, ätherischen Ölen und alten Apotheken, wo Salben, Schönheitscremes und Medizin gerührt wurden, war Teil einer

Kultur, die heute in das Meer der Vergessenheit versunken ist. Auf seinen Reisen nach Pakistan fand Gary irdene Zeitzeugen, zum Beispiel einen Tonerde-Extraktor für ätherische Öle aus dem Jahre 350 vor Christus. In Masada, auf dem gebirgigen Hochplateau am Westufer des Toten Meeres, stand er vor den Ruinen einer alten Destillerie, die man im Felsen gut erkennen konnte. Er rekonstruierte den Prozess der Destillation und zeigte den staunenden Einheimischen die Bedeutung dieser Fundstätte auf, die allgemein unbekannt war.

All das ging in seine Datenbank, um später selbst eine Destillerie zu bauen.

## Gary Young – Der Pionier der modernen Aromatherapie

Gary hatte das Hauptquartier seiner Firma im Jahr 1989 nach Spokane, Washington, verlegt, wo er sich seiner Forschung und seinem wachsenden Geschäft widmete. Obwohl die Firma *Young Living Essential Oils*™ erst 1994 etabliert wurde, lagen hier die Wurzeln und Anfänge einer weltweiten Ätherischen-Öle-Bewegung. Er pflanzte hinter seinem Büro auf einer Fläche von 1.000 Quadratmetern seine Lavendelpflanzen an, die er aus den Samen zog, die er aus Frankreich mitgebracht hatte. Später pflanzte Gary diese Lavendelpflanzen auf seiner Farm in St. Maries, Idaho, wo sie seither die unberührte Landschaft dort zieren.

Gespannt blickte Gary auf seinen ersten Destiller, den er aus zwei Dampfkochtöpfen zusammengeschweißt hatte. Nun kamen ihm seine Forschungen, die er überall gesammelt hatte, zugute. Er hatte Löcher in den oberen Topfboden gebohrt und Wasser eingefüllt, das sich im unteren Behälter sammelte. Dann kam der spannende und unvergessliche Augenblick. Er nahm seine selbst angebauten, selbst geernteten Lavendelpflanzen, die den Sommer über hinter seinem Büro kräftig herangewachsen waren, diese duftenden lilablauen Pflanzen, die sein ganzer Stolz waren, und packte sie fest in den oberen Kocher. Dann setzte er vorsichtig seinen „Destiller" auf die Feuerstelle.

Nun stand der Destiller auf kleiner Flamme am Herd. Er lauschte gespannt: „Kocht das Wasser schon?", fragte er Mary gespannt. Sobald das Wasser zu kochen begänne, würde der Dampf durch das Pflanzenmaterial aufsteigen, und bald danach wäre der erste Tropfen Lavendelöl zu sehen. Gary war aufs Äußerste konzentriert. „Es bewegt sich! Es bewegt sich!", stieß er atemlos hervor und starrte erwartungsvoll auf sein Gerät. Es war sein erster Versuch, ein ätherisches Öl zu erzeugen!

Nun hielt er das Ergebnis in seinen Händen, ein kleines Fläschchen duftendes Lavendelöl. Seine Brust schwellte, als er an seine französischen Freunde dachte. „Ich hab es euch ja gesagt", schmunzelte er. „Ich habe mein erstes Lavendelöl destilliert!" Diese kleine Destillation ergab gerade einmal 3 ml eines höchst exquisiten Lavendelöls!

Gary roch daran und schloss seine Augen. Von der Forschung her wusste er, welche chemischen Bestandteile in einem reinen und hochwertigen ätherischen Lavendelöl vorhanden sein müssen. Nun zog er den Duft seiner Erstdestillation langsam und konzentriert ein und war sich sicher, die einzelnen Bestandteile mit seiner Nase unterscheiden und analysieren zu können. Gary war berühmt für seine „Nase". Wie die Weinkenner, welche die Nuancen des Bouquets einer Weinsorte richtig zu deuten verstehen, wusste Gary schon allein beim Riechen, welche Bestandteile im Öl zu viel vorhanden waren oder gar fehlten. Sein Erstlingsöl hatte für Gary das perfekte Bouquet. Daher konnte er es kaum erwarten, bis seine erste Ölprobe aus dem Labor endlich zurückkam. Ein guter Freund, Dr. Kurt Schnaubelt, Spezialist für Ölanalysen, analysierte das Öl und war erstaunt über die hervorragende Ölqualität. Noch dazu stammte das Öl von Pflanzen, die erst zwei Jahre alt waren. Normalerweise beginnt die Destillation von Lavendelöl erst nach drei Jahren, um aus dem reifen Pflanzenmaterial eine gute Qualität zu erzielen. Aber man kann sich ja vorstellen, dass Gary einfach nicht länger warten konnte. Er wollte endlich sein erstes Lavendelöl destillieren!

~

Im Mai 1992 kaufte Gary seine erste Farm in Idaho. Das rollende, 65 Hektar große Hügelland in den Bergen von St. Maries war von Wald umgeben. Der Ort war fern der zivilisierten Welt und unberührt von Chemikalien. Über hundertfünfzig Jahre lang war das Land, das Gary jetzt pflügte, eine Naturweide gewesen. Doch der pH-Wert betrug nur 4,5. Das war zu sauer für ein Lavendelfeld. Daher brachte Gary einige Tonnen Dung, Mikroben und Enzyme aus, und jedes Jahr wurde Kalzium und Stickstoff in den Boden eingearbeitet, um den pH-Wert auf 7,7 zu steigern. Das war der gewünschte Wert für ein Lavendelfeld. Der Lavendel gedieh prächtig. Die einstige Almwiese erstrahlte nun in den schönsten Lila-Tönen, und zur Zeit der ersten Ernte waren alle hilfreichen Hände gefragt. Der Lavendel wurde nämlich von Hand geschnitten. Es gab damals keine Erntemaschinen für Lavendel oder andere aromatische Pflanzen, die man einfach im Geschäft hätte kaufen können. Solche Maschinen waren unbekannt. Daher musste Gary die bestehenden Maschinen für seinen Zweck adaptieren. Im darauffolgenden Jahr halfen Freunde dabei, 45.000 Lavendel-Setzlinge von Hand zu pflanzen. Es herrschte in jenem Frühlingsmonat Mai eine ungewöhnlich kalte Witterung, aber die Herzen derer, die die robusten, aus den französischen Samen liebevoll im Glashaus gezogen Pflänzchen in den kalten Boden pflanzten, waren warm. Die Gedanken an das künftige ätherische Lavendelöl, das unzähligen Menschen zur Freude gereichen würde, rührte zutiefst.

~

## 1996 – Gas Chromatographie

Eines Tages machte Jean-Noel Landel seinen Freund Gary mit Dr. Herve Casabianca, einem anerkannten analytischen Chemiker für ätherische Öle, bekannt. Er war in Frankreich auch deshalb so angesehen, weil er Co-Autor des französischen AFNOR-Standards für ätherische Öle war. Von ihm lernte Gary, wie man Analysen machte und den Analysebericht las. Er studierte die chemische Struktur der Öle, denn das ist das wissenschaftliche Fundament, um den Nutzen eines ätherischen Öls zu erkennen und mit diesem Wissen herausragende Öle zu erzeugen sowie meisterhafte Ölmischungen zu kreieren, welche die gewünschte Wirkung zeitigen.

~

Gary stand auf der Anhöhe von Simiane-la-Rotonde, einem kleinen französischen Dorf, das sich an einen Hügel schmiegte und eine atemberaubende Sicht über die Lavendelfelder der Provence bot. Der warme Frühlingswind strich über sein Haar und trug ein Geschenk, wie eine Verheißung, von den Feldern herüber. Gary hatte sich seinen Traum erfüllt und gerade seine erste ausländische Farm im französischen Simiane-la-Rotonde gekauft. Es war das Jahr 1996. Als er auf der Anhöhe stand und seine Augen über das weite Land schweifen ließ, stieg eine innere Gewissheit in seinem Herzen empor. Er beugte sich zu Mary hinunter, sah ihr liebevoll in die Augen und sprach mit einem ungewöhnlichen Nachdruck und einer großen Bestimmtheit. Seine Worte klangen wie ein heiliger Eid: „Eines Tages werde ich die französischen Lavendelsamen von unserer St. Maries Farm zurück nach Frankreich bringen." Mary sah ihn mit großen Augen an und wunderte sich.

Doch Garys Vorahnung sollte sich schneller erfüllen als gedacht. Seine neuen Felder in Frankreich wollten nicht gedeihen. Während alle Lavendelfelder unter Garys Leitung in Amerika florierten und reiche Blüten ansetzten, kümmerten die Lavendelpflanzen auf den berühmten Feldern der Provence dahin. Gary beobachtete die Pflanzen aufmerksam, machte Bodenmessungen, kontrollierte die Bewässerungsanlagen. Er fuhr durch das Land, um die Lage anderer Felder zu bewerten. Was er sah, war erschreckend: Der Lavendel in der Provence war vom Aussterben bedroht. Die warnenden Worte des alten Professors Viaud, die er niemals vergessen und oft in Gedanken hatte, trafen ihn nun wie ein Hammerschlag.

Jean-Noel öffnete die Zeitung und zeigte auf einen alarmierenden Artikel: „Aus für die berühmten Lavendelfelder der Provence?" Der Artikel beschrieb die verheerenden Auswirkungen eines unbekannten Virus auf die Lavendel-Pflanzungen, der sich flächendeckend über die Felder Südfrankreichs gebreitet hatte und die frisch gepflanzten Setzlinge bald nach der Auspflanzung welken und schließlich dürr werden ließ. Es wurden auch Pilze für das Lavendel-Sterben verantwortlich gemacht. Gary erklärte sich das Pflanzensterben so: „Seit die Lavendelzüchter großflächig auf den ertragreicheren unechten Lavendel, Lavandin, umgestellt hatten, der Unmengen von Düngemitteln und Pestiziden benötigte, um lebensfähig zu sein, muss die Immunität der Pflanzen dadurch geschwächt worden sein." Das heißt, die Lavendel-Hybride, die künstlich auf reichen Ertrag hochgezüchtet wurden, waren nicht stark genug, um aus eigener Kraft eine Resistenz gegen Viren und Pilze aufzubauen. Das war das eine Problem. Aber noch viel schlimmer war die Tatsache, dass durch die aggressiven chemischen landwirtschaftlichen Maßnahmen die benachbarten echten Lavendelfelder indirekt auch in Mitleidenschaft gezogen wurden, und zwar immer dann, wenn der Wind über die Felder wehte und die Pilzsporen verbreitete. Dazu kam noch eine gefährliche Dürre, die sich über viele Jahre mit festem Griff auf das Land legte und die Lavendel-Ernten in Südfrankreich vernichtete. Vertrocknete Lavendelstauden gaben keine Samen mehr, und ohne Lavendelsamen gab es auch keine Neupflanzungen. Die Hochburg des Lavendels war in arger Not.

Gary erinnerte sich: „Ich hatte das Gefühl, dass eines Tages der Lavendel von St. Maries den Lavendel in

Frankreich wiederherstellen und eine Wiedergeburt von echtem Lavendel schaffen würde." Mary nickte. „Erinnerst du dich, als wir da oben am Berg gestanden sind und über die Felder geschaut haben?" Sie bejahte. „Und weißt du noch, wie die französischen Farmer mich ausgelacht hatten, als ich ihnen von meiner Vision erzählte?" „Ja, genau", sagte Mary und erinnerte sich: „Ein Amerikaner will unseren berühmten französischen Lavendel retten! Du machst wohl Witze, hatten sie gesagt." Im Jahre 2010 wurde Garys Vision wahr. Nach zwanzig Jahren brachte er Samen von seiner St. Maries Farm in Idaho zurück nach Frankreich, die von Pflanzen stammten, die aus französischen Lavendelsamen gezogen wurden.

Es war ein mühevoller Aufbau. Auf den Feldern ringsum wurden die befallenen Pflanzen verbrannt, um dem Sporenflug Einhalt zu gebieten. Die Felder wurden gepflügt und mit wertvollen Enzymen und Mineralien angereichert. Der Schutz gegen pathogene Keime war für Gary ausschließlich das Pflanzenwasser, das bei der Destillation abfiel und oft als Hydrolat verkauft wurde. Es enthielt, wie die Pflanze selbst, aber in abgeschwächter Form, antimikrobielle Wirkstoffe, die als natürliche Pflanzenschutzmittel dienten. Gary brauchte dieses kostbare, mild duftende Blütenwasser, um seine Felder vor Parasiten zu schützen, auch wenn Kunden nach den Hydrolaten fragten, die sie dringend kaufen wollten. Die Lavendelfelder in der Provence brauchten sie jetzt dringender. Das Unkraut wurde von Hand gejätet und reines Wasser auf die Felder geleitet. Bald konnte man den Lohn dieser Liebesmühe sehen. Die Pflanzen wuchsen stark an und entfalteten sich in prächtige Lavendel-Pölsterchen, die unter der strahlenden Sonne Frankreichs in den lieblichsten lilafarbigen Schattierungen leuchteten und sich hier sichtlich wie zu Hause fühlten. Sie entstammten jenen Samen, die Gary einst von Frankreich nach Amerika gebracht hatte und dort, fern der Heimat, im sicheren Exil, frei von chemischen und anderen Bedrohungen, dem Tag entgegenharrten, an dem sie wieder in das Land ihrer Ahnen zurückkehren und ihrer alten Tradition nachgehen konnten.

Als Gary die Flugreise Richtung Paris antrat, mit den kostbaren Lavendelsamen an Bord, legte sich eine weihevolle Stimmung über sein Herz. „Wer hätte je gedacht, dass ich Frankreich für all das Gute, das es mir über die Jahre geschenkt hat, in dieser Form danken darf. Ich bringe ihnen ihr berühmtes Nationalerbe, ihren kostbaren Lavendel, zurück." Bewegt hielt er inne: „Ich habe den uralten Lavendel der Provence vor dem Aussterben und damit das Erbe der Lavendel-Hauptstadt der Welt gerettet."

Die Arbeiter seiner Farm in der Provence warteten mit Spannung auf die Samen. Sie ließen sie keimen, bereiteten die Auspflanzung vor und als die Zeit der Ernte kam, war der einzige Lavendel, der in voller Blüte stand, auf der Young Living™ Farm zu finden. Begeistert rief Jean-Noel Landel aus: „Das ist die neue Zukunft für die Lavendelzüchter in Frankreich!" Jetzt produzieren französische Farmer wieder das reine Lavendelöl – *Lavandula angustifolia* – wie vor fünfzig Jahren. Sie hatten ihre Lektion gelernt.

## 2011 – Die größte Lavendelfarm der Welt

Im darauffolgenden Jahr (2011) legten Gary Young, Jean-Noel Landel, sein Partner seit über zwanzig Jahren, Benoit Cassan, Präsident der französischen Vereinigung der Lavendelzüchter, und Jean-Marie Blanc, der Betriebsleiter, der die landwirtschaftliche Produktion von Anbau, Ernte und Destillation beaufsichtigte, ihre Farmen als eine große Young Living™ Farm zusammen. Sie ist heute die größte echte Lavendelfarm der Welt! Gesunder *Lavandula angustifolia* – echter Lavendel – von St. Maries, Idaho, schmiegt sich in seine ursprüngliche Hügellandschaft im Simiane-Tal Südfrankreichs. Heute stammen 75% der französischen Lavendel-Produktion von den Young Living™ Farmen in der Provence!

## Die China-Expedition

Gary saß an seinem Schreibtisch im Büro und brütete über Gesundheitsstatistiken. Er wollte den unerklärlichen Auswüchsen von Krankheiten in der heutigen Zeit auf den Grund gehen. Warum sind über 50% der Menschen übergewichtig? Warum gibt es heute so viele dicke Kinder? Warum leiden fast 425 Millionen menschen weltweit an Stoffwechselerkrankungen, sodass die *International Diabetes Federation* (IDF) die weltweite Verbreitung von Diabetes als eine „globale Epidemie" bezeichnet? Herz-Kreislauf-Erkrankungen kosten Deutschland allein jährlich an die 46 Milliarden Euro, gefolgt von psychischen Verhaltensstörungen und Krankheiten des Verdauungstraktes. Für Gary stand fest, dass eine unausgewogene Ernährung das Risiko für die Entwicklung von Übergewicht, Krebs, Diabetes, Bluthochdruck und Herz-Kreislauf-Erkrankungen sowie Verhaltensstörungen erhöhen kann.

Daher war Gary stets auf der Suche nach gesunden Alternativen. Nahrungsmittel gibt es viele, aber Nährstoffe im Essen sind rar geworden. Nachdenklich erinnerte er sich, bei Dr. Al Sears gelesen zu haben: „Sie müssen heute zehnmal so viel Obst und Gemüse essen, um die gleiche Menge an Vitaminen und Mineralstoffen wie vor fünfzig Jahren zu bekommen." Aber wer von uns kann so viel Obst und Gemüse bekommen und dann noch verzehren? „Wenn es eine Frucht gäbe", träumte Gary …

Da klopfte es an der Tür, und die Sekretärin sagte: „Dr. Cyrus McKell, Dekan der Botanischen Abteilung an der *Weber State University* in Utah, und ein chinesischer Wissenschaftler möchten Ihnen ihre Aufwartung machen." „Das ist Dr. Songquiao Chao", stellte Dr. McKell den chinesischen Besucher vor. „Wissenschaftler und Rektor des *Science Department* an der *Beijing Technical University*", ergänzte er. Beide Herren arbeiteten an einem wissenschaftlichen Forschungsprojekt zusammen, und Dr. McKell war davon überzeugt, dass Gary Young und seine Wissenschaft der ätherischen Öle seinen chinesischen Kollegen interessieren würden. Die Sonne dieses herrlichen Augusttages, die Garys Büro durchflutete, schien mit dem stillen Lächeln dieses Chinesen um die Wette zu strahlen. Er liebte die Natur sichtlich, denn seine Augen blitzten bewundernd, als er die ätherischen Ölfläschchen, die in Reih und Glied auf Garys Regal standen und eine mächtige

Präsenz ausstrahlten, bewunderte. Wusste er um die besondere Wirkung dieser Lebensessenzen? Gary beobachtete den weisen Chinesen.

Nachdem sie ein paar freundliche Worte gewechselt hatten, konnte Gary seine Frage nicht länger zurückhalten: „Was sind, wissenschaftlich gesehen, die gesündesten Nahrungsmittel in China?", schaute Gary gespannt auf den geheimnisvollen Besucher, der so bescheiden auftrat und ein tiefgründiges Wissen zu hüten schien. Der zog die Augenbraue hoch und war über Garys Frage erstaunt. Doch Dr. Chao antwortete lächelnd und war über diese Frage sichtlich erfreut. „Die Ningxia Wolfsbeeren", antwortete er ohne viel nachzudenken. Liebevoll fügte er hinzu: „Ningxia Goji-Beeren", und seine Stimme hatte einen sanften, ehrwürdigen Klang.

Gary horchte auf. Er musste die Ehrerbietung, die der alte Professor dieser Pflanze sichtlich entgegenbrachte, intuitiv gefühlt haben und fragte nach. Er wollte mehr über die chinesische Wolfsbeere wissen und erfuhr zu seiner Freude von Dr. McKell, der auch als Dolmetscher fungierte: „Seit Jahren leitet Dr. Chao mit seinen Studenten das *Lycium barbarum* Forschungsprojekt in China. Es gibt viele Arten von Wolfsbeeren", übersetzte Dr. McKell, der Mühe hatte, mit der Übersetzung nachzukommen, da der alte Professor so leidenschaftlich von seinen Wolfsbeeren sprach, dass die Worte nur so aus ihm hervorsprudelten, „aber *Lycium barbarum,* am Elbow Plateau in der Inneren Mongolei beheimatet, ist eine besondere Art unter den chinesischen Wolfsbeeren. Verglichen mit all den anderen Arten von Goji-Beeren in China hat sie in wissenschaftlichen Studien als einzige hervorragende gesundheitliche Wirkungen erzielt."

Gary hörte gespannt zu und sah vor seinem inneren Auge bereits die ausgedehnten Felder von tiefgrünen Büschen mit rot leuchtenden Wolfsbeeren-Früchten, die am Fuße des Himalaya in den mineralreichen Überschwemmungsgebieten am Gelben Fluss heranwuchsen. Als hätte Dr. Chao Garys Gedanken gelesen, fügte er verheißungsvoll hinzu: „Unsere wissenschaftlichen Untersuchungen haben gezeigt, dass Leute in dieser Ningxia Region, die reichlich Wolfsbeeren roh oder in Tee, Suppen, Kompotts und anderen Speisen essen, länger leben als Menschen im Rest Chinas." Garys Augen blitzten. War das die Antwort auf seine Fragen zu der Ernährungskrise unserer Zeit? Dr. McKell legte noch etwas nach: „Einem Bericht der nationalen chinesischen Volkszählung zufolge leben in der Ningxia Provinz mehr Menschen, die älter als hundert Jahre alt sind, als in anderen Teilen Chinas. Damit wird in diesem Gebiet der nationale Durchschnitt mit erstaunlichen 400% übertroffen! Die Einheimischen geben offen zu, dass das Geheimnis ihrer Gesundheit in der örtlich wachsenden Wolfsbeere liegt."

Das Feuer war nun vollends entfacht! Gary war schon lange auf der Suche nach dem Geheimnis der Langlebigkeit und wusste, dass diese Frucht aus der fernen Ningxia Region Chinas ihm gerade ein neues Forschungsgebiet eröffnet hatte. Er brannte darauf, das Land zu erkunden, die Menschen kennenzulernen und alles über diese Superfrucht zu erfahren. Er wollte die wissenschaftlichen Forschungsarbeiten dieses Chinesen studieren, doch Dr. Chaos unzählige und bahnbrechende Studienberichte lagen in den verschwiegenen Akten der wissenschaftlichen Abteilung einer chinesischen Universität vergraben wie ein chinesischer Nationalschatz, der streng gehütet und mit der Dunkelheit des Schweigens zugedeckt war.

Ein chinesischer Nationalschatz, das ist die Ningxia Wolfsbeere gewiss. Jedes Jahr wird in ganz China zu Ehren der legendären Ningxia Goji-Beere ein bunter und freudiger Nationalfeiertag begangen. Die Goji-Beere wird an diesem Tag mit Tänzen und dankbarer Festlichkeit gefeiert, denn die Vorzüge der „glücklichen" Goji-Beere für Gesundheit und Wohlbefinden ist eine fünftausend Jahre alte chinesische Tradition, die sich bis zum heutigen Tag fortgesetzt hat. Die Goji-Beere gilt in Zentralasien noch heute als „die Frucht der Langlebigkeit und des Wohlbefindens". Jugendlichkeit bis ins hohe Alter und Schönheit, Energie, Kraft, Ausdauer und Vitalität werden ihr zugeschrieben. Auch als Aphrodisiakum ist die Goji-Beere in weiten Teilen der Welt bekannt und geschätzt. „Ob sie wohl deshalb den Namen 'die Glückliche' trägt?", schmunzelte Gary versonnen, und eine Frage jagte die andere in seinem Kopf.

Welchen besonderen Nutzen hat diese legendäre Pflanze für uns? Kann eine kleine rote Beere wirklich ein vitales Leben unterstützen? Eigentlich ist es dem Herrscher Chen Nung, der etwa zweitausendsechshundert Jahre vor Christus gelebt hatte, zu verdanken, dass wir heute vom Wert dieser Frucht Kenntnis haben. Die Goji-Beere soll die Lebenskräfte nähren und stärken, den Geist beruhigen und Haut und Augen regenerieren, sagte der Kräuterkundige schon damals. Sie enthält ein von anderen Nahrungsmitteln unerreichtes Potenzial an gesundheitsfördernden Vitalstoffen wie Vitaminen, Mineralien, Enzymen und mehr, das zeigen heutige Analysen. Man sagt, dass die Goji-Beere das Herz erfreut, im physischen wie im emotionalen Sinn. Als freier Radikalfänger unterstützt sie das Immunsystem, wirkt Entzündungen entgegen und ist sogar für Diabetiker geeignet, bestätigte Dr. Chao und zitierte aus seinen Forschungsarbeiten.

Bei diesem Treffen mit den Professoren Chao und McKell im Jahre 1993, die beide, wie Gary, Antworten auf die besorgniserregenden Ernährungsmissstände in unserer Gesellschaft in ihrem botanischen Fachwissen suchten, wurden tiefe Freundschaftsbande geknüpft. So kam es, dass Gary als erster westlicher Wissenschaftler Zugang zu den vertraulichen Forschungsarbeiten der renommierten Universität Peking über die Vorzüge der Ningxia Wolfsbeeren erhielt; denn der chinesische Wissenschaftler hatte eine Tochter, Sue Chao, die zu jener Zeit als Biochemikerin an der Universität von Utah in den USA lehrte, bevor sie später zur Firma Young Living™ wechselte, um das Labor zu leiten. Sie übersetzte die chinesischen Forschungsarbeiten ihres Vaters ins Englische und übergab Gary diesen unbezahlbaren Wissensschatz.

~

Tief in seine Studienlektüre vertieft, fuhr Gary auf, wie aus einem Traum geweckt. „Es ist schon spät, Schlafenszeit!", sagte Mary liebevoll und sah Gary in einem Lichtkegel sitzen, der ihn und seine unzähligen Seiten von Forschungsberichten wie ein goldenes Meer umflutete. Sie musste zweimal hinsehen. Dieser Anblick brannte sich tief in ihr Herz ein. Gary kam ihr vor wie Einstein, der gerade seine Relativitätstheorie entdeckt hatte. Wie gebannt blieb sie in der Tür stehen.

„Mary", sprudelte es aus Gary hervor, seine Augen trotz später Stunde voll Eifer weit offen und mit hochrotem Kopf: „Stell dir vor, die Ningxia Wolfsbeeren sind eine Superfrucht! Menschen dieser Region leben viel länger. Sie brauchen keine Brillen, ihre Augen sind selbst im hohen Alter scharf und klar. Zivilisationskrankheiten wie Krebs oder Herzinfarkt gibt es dort nicht. Sie gehen mit hundertzwanzig Jahren noch ihrer Arbeit nach, wie dieser Arzt, von dem ich gerade lese. Es ist unglaublich! Und alles nur wegen dieser Ningxia Wolfsbeeren!" Und mit einer Überzeugung, der selbst Mary nicht widerstehen konnte, platzte er hervor: „Wir müssen dort hin!"

~

Gary lehnte sich in seinem Sitz zurück und schloss die Augen, während das Flugzeug die Reisenden sicher über das weite Meer Richtung China brachte. Der Motor summte, als sänge er ein verheißungsvolles Lied, das von einem fernen Land im Osten erzählte, das – fünftausend Jahre vor unserer Zeit – sich in die tiefliegenden Hügel und Hänge des über ihm wachenden Himalaya-Gebirges schmiegte. Der Frühjahrsregen brachte jedes Jahr das mineralreiche Geröll vom Berg, und der große Gelbe Fluss, Huang He oder Yellow River genannt, der im Himalaya entspringt und sich erst behende sprudelnd, dann immer träger werdend seinen Weg durch die Ningxia Provinz bahnt, überschwemmte das Land, auf dem die Goji-Bäume dem Frühsommer entgegen sahen, und machten es fruchtbar. Die Zeit schien in diesem Teil der Erde stehen geblieben zu sein. Die Goji-Beeren, die auf diesem Boden wachsen, sind damals wie heute das wohl nährstoffreichste Nahrungsmittel, das die Natur hervorgebracht hat.

„Diese Ningxia Gegend ist ganz besonders gesegnet", dachte Gary. „Kein anderes Fleckchen Erde in ganz China hat, was diese Region besitzt." Dabei dachte er an das mineralreiche Erdreich, das eine wahre Superfrucht hervorbringt, wie sie nirgendwo sonst auf der Welt gefunden wird. „Die stärkste Antioxidantienfrucht der Welt", schüttelte er nachdenklich den Kopf und ging seine Studienbücher von früher im Kopf durch, die eine lange Liste von Vorteilen aufzählten, wie antioxidative Nahrungsmittel dem Körper helfen: Sie schützen die Zellen vor freien Radikalen, die die DNS schädigen, beugen oxidativem Stress und den daraus entstehenden Krankheiten wie Krebs, Demenz und Rheuma vor und vieles mehr.

Der Nährstoffgehalt der Ningxia Wolfsbeere – und nur der „Ningxia" Wolfsbeere – ist unüberbietbar. Gary hatte sich die Liste eingeprägt, denn sie ist beeindruckend:

- 67-mal mehr Vitamin B1 als brauner Reis
- 2-mal mehr Vitamin B3 als Backhefe
- 100-mal mehr Vitamin B3 als Haferkleie
- 3-mal mehr Vitamin C als rohe Orangen
- 5-mal mehr Kalzium als roher Blumenkohl
- 2-mal mehr Beta-Karotin als roher Spinat
- Reichlich Polysaccharide, Ellagsäure und Polyphenole
- Erstaunliche 16% Eiweiß!

„Diese kleinen, länglichen, feuerroten Goji-Beeren", lächelte Gary, „sie sehen wie eine Vitaminpille frisch vom Baum gepflückt aus!"

Doch dann stieg eine heiße Vorahnung in ihm auf, und seine Züge wurden ernst, fast weihevoll. Sein Herz ging zu seinen Lieben nach Hause, den Freunden, Bekannten, Geschäftspartnern und den vielen Menschen, die leiden. Unerklärliche Krankheiten, die es früher nie gab, belasten heute unsere Gesellschaft. „Sie verhungern vor vollen Tellern", murmelte Gary unhörbar, und die Zivilisationskrankheiten rollten eine nach der anderen wie ein schwer beladener Güterzug vor seinen Augen vorbei: Herzinfarkt, Diabetes, Arthritis, Bluthochdruck oder Übergewicht. „Jeder von uns ist davon betroffen. Wir nehmen Nahrung zu uns, die wertlos ist, weil Luft, Wasser und Erde verseucht sind."

Mit einem Ruck setzte er sich gerade. Wie ein Hammer schlug die Erkenntnis in sein Bewusstsein ein und beflügelte seinen Geist: „Ich bringe der hungernden Menschheit ein echtes Lebens-Mittel, das sie heute braucht."

Wie aus weiter Ferne aus seiner visionären Gedankenwelt kommend, fiel sein Blick aus dem runden Fenster, und er schaute wie durch eine Schiffsluke hinaus in das sonnendurchflutete Wolkenmeer. Ergriffen hielt er inne. Vor seinem Auge sah er Kolumbus mit seinem

Flaggschiff über die Weltmeere ziehen. Der Wind trieb die Segel zu gewaltiger Eile an. Die Flaggen knallten und das Gebälk krachte. Es war höchste Eile geboten. Doch davon wusste Kolumbus nichts, als er die neu entdeckten braunen Äpfel, die er Erdäpfel nannte, von seiner Entdeckungsreise nach Hause zurückbrachte. Mit der Kartoffel hatte er Europa vor dem sicheren Hungertod gerettet.

Gary sann versunken nach. „Welch gütige Macht musste Kolumbus wohl dazu angetrieben haben, diese beschwerliche, gefährliche Reise auf sich zu nehmen?" Da lief ihm ein Schauer über den Rücken. Er fühlte mit einem Male, wie sich diese schützende Macht wie ein Mantel um seine Schultern legte und ihm einen Auftrag erteilte: Er sollte für Millionen von Menschen, die „hungerten" und verzweifelt nach Hilfe suchten, Abhilfe schaffen.

Er blickte prüfend zu Sue Chao, seiner chinesischen Begleiterin und Dolmetscherin, um zu sehen, ob sie etwas von seiner weltumspannenden Erkenntnis mitbekommen hätte. Doch die hatte die Augen geschlossen und atmete ruhig. Sie träumte wohl vom *Land der Mitte*, ihrer alten Heimat China.

~

Auf dem amerikanischen Zollamt ging es turbulent zu. Da war eine Ladung aus China angekommen von etwas, was man zuvor noch nie gesehen oder gehört hatte. Es erhielt den Stempel „unbekannte Substanz", und Gary Youngs Namen stand darauf. Umfangreiche Analysen begannen, um sicherzustellen, dass die Ware einwandfrei und ohne Nachteile für die Bürger eingeführt werden konnte. Tage vergingen, bis das Zollgut das Siegel „zum Verzehr zugelassen" erhielt und verladen und ausgeliefert werden konnte.

Doch dann war es soweit. Gary Young hatte die erste Ladung Ningxia Wolfsbeeren aus China erhalten. Die Aufregung im Young Living™ Lager war groß. Alle wollten es sehen, das neue „Produkt", das Gary so hochgepriesen hatte. Sue Chaos Augen leuchteten, als sie die ihr so wohlbekannten Goji-Beeren in Empfang nahm. Ein heimatliches Gefühl huschte wie eine warme Welle über ihr Herz. Ein kostbarer Gruß aus ihrer Heimat! Sie dachte an ihren Vater, der über diese wunderbaren Fortschritte begeistert gewesen wäre: „Die ersten Ningxia Wolfsbeeren in Amerika!", lachte sie und freute sich sichtlich.

Als Gary von seiner ersten China-Reise heimgekommen war, hatte er unglaubliche Dinge berichtet. Er hatte Menschen aus der Ningxia Region kennengelernt und sie befragt, untersucht, mit ihnen gegessen und bestätigt gefunden, was Dr. Songquiao Chao gesagt hatte: „Es ist das Tal der rüstigen Hundertjährigen."

„Ortsansässige nennen das Ningxia Tal *Chinas Kräutermedizin-Tal*", berichtete Gary. „Sie sind kerngesund, kennen keine Brille und haben von unseren Zivilisationskrankheiten noch nie etwas gehört", erzählte er begeistert. „Als ich einer Hundertfünfjährigen höflich den Arm reichen wollte, um sie die Steinstufen zum Wohnhaus hinauf zu geleiten, schob mich die einundsiebzig Jahre alte Tochter erbost zur Seite", lachte Gary. „Es war fast wie eine Beleidigung, diesen rüstigen Hundertjährigen, die keinen Stock brauchten, eine Stütze anzubieten."

Garys Erinnerungen überschlugen sich förmlich. „Die Goji-Beeren werden frisch vom Strauch gepflückt und verspeist. Ich habe gesehen, wie auf der Feuerstelle ein Topf Goji-Beeren-Kompott geköchelt hat. Sie haben mich sogar zum Essen eingeladen. Ratet mal, was es gab? Eine köstliche Goji-Hühnersuppe! Natürlich wurde mir auch Goji-Tee und Goji-Saft angeboten. Über Nacht weichen sie die getrockneten Goji-Beeren in Wasser ein und trinken das Wasser morgens. Sie sagen, es mache rote Wangen, einen gesunden Teint, schenke Lebenslust und Antriebskraft." Garys Zuhörer waren erstaunt und von seiner Begeisterung mitgerissen!

Aus seinen Notizen las Gary vor: „Schon die frühen Erwähnungen der Ningxia Wolfsbeeren im berühmten medizinischen Buch von Shen Nung Ben Tsao (475-221

A.D.) erzählen vom Nutzen der Wolfsbeeren zur Stärkung für Augen, Leber und Nieren. Sie stärken das „qi" (chi), die Lebenskraft. Li Shiz Hen, der von vielen als der größte Kräuterkenner aller Zeiten angesehen wird, schrieb das berühmte Handbuch für Ärzte, *Ben Cao Gang Mu*, 1.596 A.D." Gary fuhr fort: „Im Buch ist zu lesen: Das regelmäßige Einnehmen von Chinesischen Wolfsbeeren regelt den Fluss der Lebensenergie und stärkt die Konstitution, die zu Langlebigkeit führen kann. Das Buch zitiert auch eine sehr interessante Geschichte." Gary lachte, als er in die großen Augen seiner Zuhörer blickte, die gespannt lauschten und mehr hören wollten.

„Das Bao Shou war ein bekannter Kräuterladen im alten China, der ein Wolfsbeeren-Elixier für Langlebigkeit anbot und folgende Geschichte überlieferte: Ein barfüßiger Mann namens Zhang übergab das Rezept dieses Elixiers einem älteren Mann in der Yi Shi Grafschaft: „Wenn du dieses Rezept befolgst", hatte der weise Zhang gesagt, „wirst du sehr alt." Der Mann nahm das Rezept, befolgte es und wurde über 100 Jahre alt. Er hatte bis zuletzt keinerlei Anzeichen von Gebrechen, ganz im Gegenteil! Dieser alte Mann konnte äußerst schnell gehen. Es schien, als würde er fliegen. Sein graues Haar wurde wieder schwarz. Es heißt: Das Elixier ist ausgereift und kann oft genommen werden, um übermäßige Hitze im Körper zu beseitigen, und es verbessert auch die Sehkraft", schloss Gary seine Geschichte.

Die Anwesenden konnten es kaum erwarten, bis Gary den angekündigten Goji-Saft, an dessen köstlicher Rezeptur er arbeitete, freigab.

~

Dann kam die erste Flasche Goji-Saft auf den Markt, wunderschön anzusehen, mit einem Geschmack, der den Gaumen aufs Feinste erfreute. Schon ein Schluck genügte, um zu spüren, was Mutter Natur in diesen Saft hineingelegt hatte. Gary komponierte seinen Ningxia Wolfsbeerensaft mit den erlesensten Zutaten von antioxidantien-reichen Früchten. Der Saft bestand zu etwa 70% aus Ningxia Wolfsbeeren-Püree sowie aus Pflaumen, Aroniabeeren, Heidelbeeren, Trauben, Kirschen, Granatäpfeln und ätherischen Ölen von Zitrone, Orange, Mandarine und Yuzu, einer japanischen Zitrusfrucht, und reinem Vanilleextrakt. Die patentierte Haltbarmachung zur Erhaltung der wertvollen Nährstoffe war Garys Meisterleistung. Nun gab es ein natürlich süßes, würzig-fruchtiges Wellness-Getränk, das man gerne trank und das bald zum Favoriten wurde.

Die Leute waren begeistert und schwärmten. „Der Wolfsbeerensaft gibt mir Energie und Ausdauer! Ich brauche keinen Kaffee mehr!", sagten die einen. „Unglaublich, so viel Kraft in einem einzigen Gläschen Saft!", sagten die anderen. Ernährungsberater staunten über die Glykonährstoffe, die in ganz natürlicher Form die lebenswichtigen Energiesysteme auftankten und über die einzigartigen Protein-Polysaccharide, die in einer unscheinbaren kleinen Frucht vorhanden waren! Wissenschaftler ermittelten den ORAC (Oxygen Radical Absorption Capacity) Wert, eine Maßeinheit, die die antioxidative Wirkung eines Nahrungsmittels misst. Die Werte gingen durch die Decke! Alle waren begeistert. Analysen bestätigten:

Die Goji-Beere enthält eine große Menge an Vitaminen C, A, B1, B3 und B6. Sie ist reich an antioxidativen Stoffen (wie Vitamin C und Carotinoiden wie Zeaxanthin und Cryptoxanthin), Polysacchariden, Aminosäuren (z.B. Isoleucin und Methionin), Mineralstoffen und Spurenelementen (wie Zink, Kalzium, Germanium, Selen, Eisen, Kupfer, Nickel, Chrom, Magnesium, Natrium, Kalium) und anderen ernährungsphysiologisch wertvollen sekundären Pflanzenstoffen (Flavonoide, Terpene). Da war es kein Wunder, dass der Saft reißenden Absatz fand, denn der Körper spürte den Schub an Nährstoffen, der ihm zugeführt wurde und ihm Kraft und Energie verlieh. Außerdem schmeckte der Saft wunderbar, ganz im Gegensatz zu vielen anderen ähnlichen Getränken am Markt. „Es muss gut schmecken, sonst trinkt man es ja nicht", war Garys Devise.

Die gute Nachricht rollte wie eine Tsunami-Welle über die Gesundheitsenthusiasten im ganzen Land. Andere Firmen wurden aufmerksam und versuchten, sich eine Nische in dieser einträglichen Branche zu sichern. Sie riefen chinesische Goji-Beeren-Händler an und bestellten gleich eine Ladung Goji-Beeren. Aber sie kauften Pulver und stellten kein Goji-Beeren-Püree her, wie Young Living™. Das wäre ihnen viel zu teuer und zu umständlich zum Transportieren gewesen. Es hätte ja bedeutet, das Wolfsbeeren-Püree in antiseptischen Verpackungen, gekühlt, in Eilsendungen von der Ningxia Region nach Amerika zu transportieren. Nein, schnell sollte es gehen und möglichst einfach und kostengünstig. So bestellten sie Goji-Beeren-Pulver. Das war handlich zu transportieren. Sie gaben das Pulver in Flaschen, füllten mit Wasser und zur Geschmacksverbesserung vielleicht mit etwas Apfelsaft auf und fertig war ihr Goji-Getränk. Das schnelle Produkt hatte keinen oder nur einen sehr bescheidenen ORAC-Wert. Der Nutzen für den Endverbraucher war demnach absehbar.

Auch für ein bisschen kreatives Marketing wurde gesorgt, und so kamen Geschichten über die tibetischen Goji-Beeren in Umlauf. Die Firmen waren wohl nie selbst in Tibet gewesen, um sich zu überzeugen, ob tatsächlich Goji-Beeren in Tibet in ausreichenden Mengen geerntet würden. Gary wollte es wissen und unternahm weitläufige Forschungsreisen nach Tibet, um die Wurzeln der Goji-Beeren Saga in Tibet zu ergründen. Doch er konnte keinerlei Hinweise auf einen kommerziellen Anbau der Goji-Beere in Tibet finden. In diesen hohen Lagen kommen diese Beeren nicht zur Reife. Wenn die zarten Blüten sich öffnen und Goji-Früchte ansetzen, ist der Sommer auch schon wieder vorüber. Goji-Beeren aus Tibet sind eine schöne Legende und eine Marketing-Aktion, so wie auch die Goji-Beeren aus dem Himalaya. „Warum kommen sie nicht wenigstens einmal hierher, um sich selbst davon zu überzeugen, was sie anderen Menschen blindlings erzählen?", fragte sich Gary kopfschüttelnd. Aber sie kommen nicht und bleiben bei ihren Marketing-Tricks, die ohnehin niemand nachprüfen wird.

~

Gary schlenderte durch einen chinesischen Markt, wo Goji-Beeren gehandelt wurden, auf der Suche nach einem geeigneten Wolfsbeeren Anbauer aus der Ningxia Region. Er war entschlossen, diesen chinesischen Nationalschatz mit der Welt zu teilen. In einer Halle waren Berge voll Goji-Beeren gelagert, die bis weit unter die Decke reichten. Im Gebälk saßen die Vögel, flogen ein und aus, bauten ihre Nester dort oben und ließen dann und wann ein grünlich weißes Häufchen herunterfallen. Das Leben war für sie in Ordnung. Gary ließ seine Blicke schweifen und dachte sich seinen Teil. Eine Schar Kinder rannte durch die Halle und machte sich einen Spaß daraus, die roten Goji-Berge zu erklimmen. Dort drüben saßen Leute auf den Goji-Beeren, um weicher zu rasten.

Findige Händler versuchten Käufer anzulocken: „Ningxia Goji, Ningxia Goji", posaunten sie, als sie Gary und seine Begleiter herankommen sahen. „Sind das Ningxia Wolfsbeeren?", fragte Gary, und Sue übersetzte: „Ja, von Ningxia!", beteuerte ein Händler, und seine feurig schwarzen Augen folgten Gary. Der dachte laut: „Wahrscheinlich ist keine einzige dieser getrockneten Beeren aus der Ningxia Region", und Sue nickte bestätigend. In China gibt es viele Goji-Beeren-Sorten, die im ganzen Land wachsen. Diese werden selbst Einheimischen als „Ningxia Wolfsbeeren" verkauft, denn man kann den Unterschied beim bloßen Hinsehen nicht erkennen.

Gary war aber auf der Suche nach echten Ningxia Wolfsbeeren, denn nur diese hatten, laut Dr. Chaos Forschungsberichten, die erwünschte Wirkung. Während er nachdenklich durch die Reihen der aufgetürmten chinesischen Goji-Berge schritt und auf ein Anzeichen, eine Begegnung, ein Wunder hoffte, kam ihm das Schicksal zu Hilfe, und er lernte die Firma kennen, nach der er in seinen Träumen gesucht hatte. Er wurde von einem freundlichen chinesischen Herrn eingeladen, seine Ningxia Wolfsbeeren-Plantagen zu besuchen, und Gary nahm die Einladung freudig an. Schon bei dieser kurzen, herzlichen Begegnung fühlten sich beide Männer einander zugetan.

Gary machte sich bereits am nächsten Tag Richtung Norden auf. Die Reise ging in die autonome Region Ningxia Hui, die über achthundert Kilometer südlich von der inneren Mongolei gelegen ist. Vor der Ningxia Wolfsbeeren-Plantage, die sich, so weit das Auge reichte, über das fruchtbare Land erstreckte, war das Firmenschild angebracht mit dem staatlichen Gütesiegel „Green Certificate", ein Äquivalent zu unserem Bio-Zertifikat. Der Besitzer hatte Gary erwartet und begrüßte ihn und seine Begleiter schon am Eingangstor mit der bekannten chinesischen Herzlichkeit. Er führte die ausländische Delegation durch seine weit gedehnten Felder. Der Anblick der Goji-Sträucher war erhebend. Unter dem tiefblauen Augusthimmel leuchteten durch satt grüne Blätter tiefrote Beeren. Das Herz ging Gary auf, und er beobachtete den Chinesen verstohlen aus den Augenwinkeln. Der war sichtlich stolz auf seine Besitzungen und erzählte mit viel Freude und Begeisterung von seinen Goji-Beeren. Als Gary das Leuchten und die Wärme in den Augen des Einheimischen sah, wusste er intuitiv: „Hier ist Young Living zu Hause."

Gary fragte: „Wie viel Land bearbeiten Sie hier?" „1.000 mus", war die Antwort. Mu ist das chinesische Flächenmaß, wobei 1 mu 666,7 Quadratmetern entspricht. „Fast 7.000 Quadratmeter", nickte Gary beeindruckt und stellte in seinem Kopf schon Berechnungen an. In alle Himmelsrichtungen erstreckten sich die biologischen Wolfsbeeren-Pflanzungen. Überall sah man fleißige Hände bei der Ernte. Die Beeren wurden in einem großen Korb gesammelt. Manche Pflücker trugen den Korb wie einen Rucksack am Rücken, um beide Hände zum Pflücken frei zu haben. „Die Erstlese geht vom 10. Juli bis zum 20. August", erklärte der Plantagenbesitzer. Gary wusste aus seiner wissenschaftlichen Lektüre, dass Goji-Beeren der Erstlese einen weitaus besseren Nährstoffgehalt aufwiesen. Er fragte neugierig: „Und was geschieht mit der Nachlese?" Der Chinese lächelte und sagte geheimnisvoll: „Die Zweiternte vom 16. September bis 20. Oktober hat eine mindere Qualität. Diese Beeren entsprechen nicht unseren Ansprüchen, daher verwenden wir sie nicht." Und verschmitzt fügte er hinzu: „Die dürfen andere gratis pflücken, und den Rest holen sich die Vögel." Gary schmunzelte. Das wollte er hören. Er nickte zustimmend.

Nach eingehenden Prüfungen der chinesischen Geschäftspraktiken, freundschaftlichen Beziehungen mit dem Plantagenbesitzer und beiderseitigen Unterstützungserklärungen wurde das unbeugsame Bekenntnis zum Young Living™ Qualitätsstandard und einer exklusiven Zusammenarbeit in einem amtlichen Dokument besiegelt und die erste Ladung Ningxia Wolfsbeeren auf den Weg nach Amerika gebracht.

Gary sollte noch viele Male nach Ningxia auf seine Partner-Farm reisen. Er entwarf und überwachte die Installation der Maschinen und Apparaturen, die für die Herstellung des Ningxia Wolfsbeeren-Pürees notwendig waren. Als die Produktionslinie das erste Mal in Betrieb genommen wurde, glänzte und blitzte es in der Produktionshalle. Die Wände strahlten blütenweiß. Die Apparaturen waren zur Gänze aus rostfreiem Edelstahl, und selbst die Rohre und Rohrverbindungen waren aus geprüftem Edelstahl gefertigt. Das war Gary sehr wichtig, denn es gewährleistete eine 100%ig sterile Reinigung nach dem Produktionsprozess. Bei seiner exklusiven Wolfsbeeren-Produktion war man auf höchste Reinlichkeit bedacht. Die Werkshalle ähnelte einem Operationssaal und war vollkommen steril. Die Arbeiter wuschen sich die Hände wie ein Chirurgenteam, bevor sie mit den Früchten in Berührung kamen, und trugen Masken, Stiefel und Schutzanzüge. Und natürlich wurde nur die Erstlese verwendet.

Bei einem China-Besuch wollte Gary einmal andere chinesische Safthersteller besuchen, um deren Arbeitsweise zu sehen. Es wurden Vorbereitungen getroffen, und Gary und sein Team durften eine lokale Fabrik besuchen, die Goji-Beeren zu Saft verarbeiteten. Schon beim Eingang in die Produktionshalle stockte das Blut regelrecht in Garys Adern. Ein flüchtiger Blick an die Wände verriet großflächigen Schimmelbefall. „Wo bekommen Sie Ihre Goji-Beeren her?", wollte Gary wissen und erfuhr, dass die meisten Fabriken keine eigenen Felder betrieben. „Unser Lieferant beliefert uns. Wir verwenden ausschließlich Goji-Beeren aus der Ningxia Region", versicherte der Werkmeister, der sich bemühte, die Besucher rasch durch die Halle zu treiben, um einer etwaigen Werksspionage vorzubeugen. Die Geräte waren rostig, schmutzig, übermalt und nicht aus Edelstahl. Der Saft wurde in alten, spröden Gummischläuchen am Boden transportiert. Schwarzer Schimmel war auch dort an der Wand, wo die Beeren in den Behälter kamen. Dabei geraten natürlich Schwarzschimmel-Sporen in den Saft. Und wie reinigt man Plastikschläuche? Wie sterilisiert man alte, verrottete Plastikverbindungen? Mit schweren Chemikalien wie DDT, die Plastik auflösen. Als Gary erleichtert wieder ins Freie hinaustrat, stand die Sonne schon tief und wob Lichtspiele in die leichte Nebeldecke, die Landschaft und Gebäude gnädig zudeckte.

„Welch Liebesmühe tut sich Gary an", dachte Sue Chao, Garys Labor-Managerin, die immer wieder mit ihm nach China reiste, um seine Anweisungen für die dortige Produktion der Goji-Beeren dem chinesischen Team verständlich zu machen. Zuerst kamen die frischen Goji-Beeren in ein Edelstahlbecken, wo sie mit Wasser gespült wurden. Dann gelangten sie maschinell in einen Edelstahlbehälter, wo sie püriert und mit Garys eigens dafür erfundenem Verfahren „blitz-pasteurisiert" wurden. Die Pasteurisierung geschah unter niederer Temperatur und niedrigem Druck, um alle Vitamine und Nährstoffe zu erhalten. (Bei 75° wird Vitamin C zerstört, bei 83° werden Aminosäuren zerstört!) Durch eine Edelstahl-Abfüllanlage wurde schließlich das fertige Ninxgia

Wolfsbeeren-Püree in antiseptische Beutel abgefüllt und sogleich in Edelstahl-Glasbehälter gepackt, die dann unter erheblichem Aufwand und Kosten in gekühlten Containern nach Amerika überstellt wurden. Keine andere Firma hätte sich ein so aufwendiges Produktionsverfahren angetan, doch Gary hatte eine Vision: Er wollte dieses nährstoffreiche Nahrungsmittel unverfälscht und mit dem vollen Nährstoffgehalt in jedes Zuhause der Welt liefern. Das Ernährungsproblem ist, wie die Statistiken zeigen, ein weltweites Problem.

~

Seine Partnerfarm in der fruchtbaren Ningxia Region blühte regelrecht auf. Leben kam in die kleine Gemeinde, die nun dreitausend Erntehelfer auf der Biofarm beschäftigte. Eine Schule wurde gebaut, und die Einheimischen waren rundum glücklich. Das Betriebsklima war außerordentlich gut, und es sprach sich herum, dass diese Firma absolut keine Chemikalien verwendete und ganz nach dem westlichen Bio-Standard operierte. Das zog Nachahmer an, die unter dem Vorwand einer Werksbesichtigung Ideen stehlen wollten, um ihre eigene Firma mit diesem Wissen aufzubauen. Über kurz oder lang öffnete eine neue Goji-Beeren-Firma zur Saftverarbeitung ihre Tore. Sie war nach genau demselben Muster eingerichtet, wie Gary Young es für seine Firma entworfen und gebaut hatte.

Eines Tages erhielt Gary ein Angebot, Goji-Saft von genau dieser Firma sehr preisgünstig einkaufen zu können. „Sehr günstig!", wunderte sich Gary und dachte an die enormen Ausgaben bei der Einrichtung seiner eigenen Saftanlagen. Er sagte zu, doch es vergingen einige Monate, bevor Gary auf der Durchreise wieder in der Gegend war. Dann machte er einen Abstecher zu dieser neuen Firma, die von außen sehr ordentlich aussah. Der Verputz strahlte das Goldgelb der Sonne zurück auf die Besucher. „Es macht einen warmen, einladenden Eindruck", notierte sich Gary in Gedanken und betrat die Halle. Wie angewurzelt blieb er stehen, sah ungläubig die Geschäftsführung an und konnte vorerst kein Wort hervorbringen. Sue Chao entfleuchte ein erstauntes: „Ohhh!" Vor Garys Augen bot sich der Anblick seiner eigenen, nach seinen nächtelang ausgetüftelten Plänen erstellten Werkshalle. Die Einteilung der Waschanlage, der Stahlbehälter, alles sah identisch aus. Garys Kennerblick sah sofort, dass allerdings bei den ihm so wichtigen Details wie Edelstahlrohren und Verbindungen gespart wurde.

Das Innere der Halle sah dunkel und abgenutzt aus. Eine verfärbte Plastikwanne zur Reinigung der Wolfsbeeren stand da. Die Beeren selbst wurden von einem Händler geliefert, der beteuerte: „Ja, das sind Ningxia Wolfsbeeren, was sonst!" Da war der Edelstahlkocher, der allerdings die Früchte bei 100 Grad über längere Zeit abkochte, um sicherzugehen, dass alle Keime abgetötet waren. Die Vitamine natürlich auch! Von den Geräten führten die Schläuche, die aus Plastik waren, zur Abfüllanlage. Es wurde gespart, wo man nur konnte.

„Wie reinigen wir diese Plastikschläuche?", fragten sich die Eigentümer wohl damals und rollten Tonnen von chemischen Reinigern zur Abhilfe in die Halle. Sie waren ziemlich zufrieden mit ihrem Werk gewesen und hatten sich gegenseitig auf die Schultern geklopft. „Jetzt brauchen wir nur noch Abnehmer", sagten sie sich. Monate vergingen, und sie taten alles, was ihnen zu Gebote stand, um ihren Saft zu verkaufen. Die Händler wollten ihn nicht. Die Kaufhäuser konnten nichts mit Tonnen von Saft anfangen, ebensowenig die Restaurants. Die Abnehmer blieben aus. Sie hatten nun Plastiktonnen über Plastiktonnen mit ihrem Goji-Saft stehen. „Wohin damit?", rätselten sie, und nach langem fruchtlosen Nachdenken hatte einer die Königsidee! „Wir verkaufen sie dem Amerikaner!" Die Augen leuchteten, die Zähne blitzten. „Das ist die Idee!", lachten sie und fragten damals bei Young Living™ an, ob Goji-Saft – ganz nach neuesten Produktionsmethoden – zum Kauf erwünscht wäre.

Jetzt war der potenzielle Großabnehmer persönlich da! Die Geschäftsinhaber führten Gary und sein Team in eine kleinere Halle an der Südseite des Gebäudes. Dort war die Ware gelagert: Der angepriesene Goji-Saft. In der Halle, die von einem großen Blechdach überdeckt war, brütete die Sonnenhitze und heizte das Lager auf gefühlte 50 Grad Celsius auf. Hier standen die blauen Plastiktonnen mit dem „kostbaren" Saft. Eine Kühlanlage gab es nicht. Gary fühlte die Temperatur eines der Behälter. „Plastikbehälter, so ein Witz", dachte er wohl, sagte aber nichts. Einer der chinesischen Geschäftsleute wischte sich verstohlen einen Tropfen Schweiß von der Stirn. Alle blickten gebannt auf Gary. Sie wollten dem Fremden den Einkauf besonders schmackhaft machen: „Nur heute können Sie diese Vorzugsware für diesen einmaligen Spottpreis haben!", versuchten sie ihr Glück. „Der ist unsere letzte Rettung", dachte sich der eine. Der andere rechnete in Gedanken: „Wenn der Mann jetzt nicht kauft, dann sind wir erledigt." Ein dritter chinesischer Geschäftspartner überlegte: „Er wäre ja dumm, das nicht zu kaufen. Niemand weiß, dass der Saft schon ohne Kühlung über ein Jahr hier steht. Wir geben ihm den Saft ja so billig!" Trotz all dieser Gedanken lächelten sie verbindlich und setzten ihre beste Verkaufsmiene auf.

Gary verließ das Gebäude mit einem eindeutigen „Nein!" Er hatte ein flaues Gefühl in seiner Magengrube. „So eine Dreistigkeit!", schüttelte er den Kopf. „Ein Albtraum! Erst stehlen Sie mir mein Design, dann locken sie mich hierher mit großen Versprechungen, und dann das!" Er konnte sich nicht beruhigen. „Das muss ich Mary erzählen!", nahm er sich vor, denn Mary war stets seine beste Beraterin und Vertraute. Auf ihren Rat konnte er sich verlassen. Sie hatte einen untrüglichen Geschäftssinn und war um eine gegenseitig zufriedenstellende Lösung nie verlegen. Ihr Geschäftserfolg war sprichwörtlich. „Mary, stelle dir vor, was mir heute passiert ist", stammelte er ins Telefon und erzählte von seinem Erlebnis. Marys Antwort war lapidar: „Warte ab, in einem Jahr ist diese Firma Geschichte." Gary musste lachen. Für ihren Humor und ihre Schlagfertigkeit liebte er sie. Und sie hatte recht. Die Firma, die auf Spionage und Betrug gegründet war, ging kurz darauf bankrott.

~

Der Ningxia Wolfsbeerensaft wurde eines der beliebtesten Produkte von Young Living™. Man nahm gerne einen Schluck vom Gojisaft, um sein Immunsystem zu unterstützen, Mikronährstoffe in den Körper zu bekommen, die in der gewöhnlichen Nahrung heute nicht mehr vorhanden sind, und einfach um sich fit zu fühlen. Es war für Garys Kunden unbezahlbar, mit Sicherheit zu wissen, dass man ein Produkt aus China erhielt, das nach höchstem westlichen Bio Standard hergestellt und verlässlich von den eigenen Feldern aus der berühmten Ningxia Region stammte. Garys Goji-Beeren wurden nicht von Händlern geliefert, die ihre Ware von den chinesischen Märkten bezogen. Die Goji-Beeren wurden nicht in der Sonne auf bloßem Asphalt getrocknet, sondern in kontrollierten, klinisch sterilen Trockenanlagen. Qualität und Reinheit waren für Gary oberstes Gebot. Da kannte er keine Kompromisse – und das wussten seine Kunden. In den exklusiven westlichen Bioläden locken heute zwar schöne rote Goji-Beeren zum Kauf, doch was der unbedarfte Käufer nicht weiß: Es sind Goji-Beeren-Hybride, die auf schönen Feldern irgendwo in China gezogen und mit starken Chemikalien gespritzt wurden und dann im Supermarkt als Ningxia-Bio-Goji-Beeren verkauft werden.

Garys Vision, für die Menschen eine Nahrungsquelle zu erschließen, die mindestens zehnmal mehr Nährstoffe als das herkömmliche Obst und Gemüse enthält, das wir im Supermarkt kaufen können, hatte sich erfüllt. Diese Supernahrung, die Gary gesucht, gefunden und nutzbar gemacht hatte, brachte unzähligen Menschen Vitalität und Lebensfreude und neuen Mut, sich selbst gegen Umweltschäden, minderwertige Nahrung und die daraus resultierenden Gesundheitsprobleme zu schützen.

# Der Weihrauch-Pfad

Versonnen blickte Gary auf die weißen, fast durchscheinenden Weihrauch-Harzstücke in seiner Hand. Von Zeit zu Zeit schnupperte er daran und dachte an längst vergangene, im Meer der Vergessenheit versunkene Tage, als in Ägypten die Priester noch Heiler und Ärzte waren. Sie heilten mit Weihrauchöl, das war in einer der ältesten medizinischen Schriften verbrieft – dem Papyrus Eber. In diesem ägyptischen medizinischen Dokument aus der Zeit um 1.550 fand man 877 Weihrauch Rezepte, und dieser Spruch war bekannt: „Weihrauch heilt alles, von Gicht bis zum zerbrochenen Schädel." Weihrauch wurde dazu verwendet, „jede nur erdenkliche Krankheit, die dem Menschen bekannt war, zu behandeln". Vor fünftausend Jahren – und wahrscheinlich schon viel früher – wurde Weihrauch vernebelt, wenn jemand krank wurde, und mit Weihrauchöl eingerieben, um die bösen Geister – wir würden *böse Geister* heute mit Krebs, Diabetes, Arthritis und anderen Krankheiten übersetzen

– zu vertreiben. Beim nächsten Mond waren sie wieder gesund. Das war der alte Brauch.

„Warum gerade Weihrauch?", grübelte Gary. Wie war es möglich, dass ein Weihrauchöl, das damals noch nicht so fein destilliert worden war wie heute, solche Wirkungen erbrachte? Es heilte alles, von Krebs, Gicht, Lupus, Rheuma, Alzheimer – bis zu Knochenbrüchen … Er dachte an all die kranken Menschen dieser Welt, die händeringend nach Heilung suchten und sie in den modernen Einrichtungen oft nicht finden konnten. Was wäre, wenn diese längst vergessene Heilkunst heute angewendet werden könnte, um die Leiden unserer Generation zu lindern, so wie es einst geschah? Wie konnte dieses Wissen so in Vergessenheit geraten sein, dass man, wenn man von einem ätherischen Öl sprach, als Snake-Oil-Verkäufer verschrien wurde? Ein *Snake Oil* war eine Substanz ohne wirklichen medizinischen Wert, die als Heilmittel für alle Krankheiten verkauft wurde.

Traurig dachte er an das Jahr 1945 zurück, als zwei Wissenschaftler für die Entdeckung von Penicillin den Nobelpreis erhielten und die Welt verrückt nach diesem neu entdeckten Antibiotikum war. „Hätten sie nur von Weihrauch- und Balsamöl gewusst!", regte sich sein mitfühlendes Herz. Antibiotika wurden das Allheilmittel für alles, von Haarausfall, Karies, bis zu kuss-keimfreien Lippen, mit dem Erfolg, dass immer häufiger allergische Reaktionen auftraten. Daraufhin verschrieben Ärzte gegen Allergien noch mehr Antibiotika, auch für virale Infektionen, die auf Antibiotika gar nicht ansprachen. Unsummen von Antibiotika wurden jährlich in der Tierzucht verwendet, die man durch die Nahrungskette aufnahm, und selbst für den häuslichen Gebrauch waren antiseptische Seifen, Shampoos und Zahnpflegeprodukte der Renner. Nicht nur, dass über die Zeit Antibiotika ihre Wirkung gegen pathogene Keime verloren hatten; die lebensfeindlichen Chemikalien öffneten den Weg für diese unheilvollen chemischen Verbindungen direkt ins Gehirn. Nachdenklich schüttelte der Forscher den Kopf bei dem Gedanken, dass Menschen sich nach all dem wunderten, warum sie allergische Reaktionen hatten und gegen praktisch alles überempfindlich reagierten. Wie viele Jahre hatten sie diese Chemikalien bereits in ihren Körper, direkt in die Blutgefäße, gebracht?

Gary „wusste" ohne den geringsten Schatten eines Zweifels, dass der Weihrauch von einst auch heute das Mittel für die Probleme der Menschheit sein würde. Er sah die lange Menschenreihe, die mit Tränen in den Augen und voll Dankbarkeit kommen und von ihren unglaublichen Erfahrungen berichten würden, heute wie einst: „Ich bin endlich schmerzfrei!" „Ich konnte mein Antibiotikum absetzen. Ich fühle mich wieder gut!" „Meine Gelenke tun nicht mehr weh!" „Meine Gedanken sind wieder klar und frei, und ich habe jetzt so viel Energie!" „Weihrauch- und Balsamöl haben mir mein Leben zurückgegeben. Ich bin jetzt schon das fünfte Jahr krebsfrei!" Bronchitis, Katarrh, Asthma, Geschwüre, Immunschwächen, nervöse Depression, all die Zivilisationskrankheiten unserer Tage, patrouillierten vor seinem geistigen Auge vorbei.

Gary dachte: „Alle diese *bösen Geister* sind nichts anderes als ein kompromittiertes Immunsystem." Die Wissenschaft konnte nachweisen, dass Weihrauch die Immunabwehr stimuliert, indem es die Sekretion des menschlichen Wachstumshormons im Hypophysenvorderlappen anregt und dadurch die Immunantwort erhöht. Weihrauch wurde an mehreren Universitäten eingehend erforscht, und es ist wissenschaftlich belegt, dass Weihrauch Verbindungen enthält, die effektiv als Anti-Krebs-Mittel sowie bei vielen anderen Beschwerden eingesetzt werden können.

Der Wissenschaftler Dr. Ahmed Warfa, der vielen als der „Vater des Weihrauchs" bekannt war und als Erster den Weihrauch kultiviert hatte, war auch der Pionier und Experte für Weihrauch. Er erklärte: „Die Aktivität der Sesquiterpene, das sind chemische Bestandteile im Weihrauch, erhöht den Sauerstoff im Gehirn. Gleichzeitig wird der zelluläre Sauerstoff im gesamten Körper erhöht, weil er vom Blutkreislauf aufgenommen wird." Interessant ist, dass Sesquiterpene kein echtes Sauerstoffmolekül enthalten, sondern diese nur transportieren und es dadurch dem Körper erleichtern, Sauerstoff aus anderen Quellen aufzunehmen. Wenn man daher Weihrauch im Wasser oder im Essen zu sich nimmt, erleichtern es die Sesquiterpene im ätherischen Öl dem Körper, Sauerstoff besser aus den Nahrungsquellen zu ziehen. Dadurch tragen sie zur Immunmodulation wesentlich bei und beeinflussen das Immunsystem positiv." Wir brauchen Weihrauch, sah Gary glasklar. Weihrauch als Öl, Weihrauch zum Vernebeln, Weihrauch im Tee, Weihrauch ...

Entschlossen schaute er seine Frau an, und mit einer fast überirdischen Kraft, die sich nur aus der Macht einer Sendung erklären lässt, sagte er mit Nachdruck: „Mary, Weihrauch wurde seit jeher in der Gegend von Salalah, Oman, gesammelt. Wir müssen dorthin!"

Nichts hielt ihn länger! Er musste ohne Verzug in die Heimat des Heiligen Weihrauchs reisen! Das Leben so vieler Menschen hing davon ab. Und Mary begleitete ihn.

Gary stockte der Atem, als er aus der wohltemperierten Flughalle erstmals in die Wüstensonne Omans hinaustrat. Die Gluthitze ließ die Luft wie goldene Schleierschwaden vor den Augen tanzen, und der Asphalt schien unter den Schritten nachzugeben. Es war, als würden die reflektierenden Sonnenstrahlen die Erde wie einen Hochofen befeuern. Ein braungebrannter Omani mit weißem Bart und einer zylindrischen Kappe, die sein Haupt vor der Sonne schützte, wandelte gemessenen Schrittes an den Ankommenden vorbei. Das lange, luftige Gewand blähte sich beim Gehen auf und knallte wie die Segel einer Yacht bei jedem Schritt. Die Sonne schien ihn nicht zu stören. Gary verstand sofort, dass die uralte arabische Tracht über die Jahrhunderte ihren Zweck erfüllte, nämlich die Menschen vor der sengenden Sonne zu schützen. Eine Gruppe von Frauen, in schwarze Burkas gehüllt, verschleiert bis unter die Augen, schlenderte vorbei. Sie mussten wohl auf dem Weg zum Einkauf gewesen sein, denn sie trugen leere Körbe und Taschen, tuschelten geschwätzig und lachten unter ihren schwarzen seidenen Tüchern.

Kein Lüftchen regte sich an jenem denkwürdigen Tag, an dem Gary das erste Mal omanischen Boden betrat. „Die Heimat des heiligen Weihrauchs", war der einzige Gedanke, den Gary die letzten Wochen in seinem Herzen trug. Immer wenn er daran dachte, legte sich eine feierliche Stille über ihn. Jetzt war er an dem Ort seiner Träume angekommen!

Ein flüchtiger Gedanke kam ihm in den Sinn: „Hier ist für alles gesorgt!" Er dachte daran, wie in alten Zeiten Weihrauch als „Manna" bezeichnet wurde. Man glaubte damals, dass diejenigen, die Weihrauchharz aßen, ausschließlich davon leben konnten und unsterblich waren. Deshalb nannte man es das *Brot des Himmels* und die *Speise der Engel*. Es war das übernatürliche Essen, das Gott den Israeliten während ihrer vierzigjährigen Wanderung durch die Wüste zum Überleben gab. Nun war Gary in der Wüste.

Mary stöhnte in der Mittagshitze. Das riss ihn aus seinen Betrachtungen. „Das ist Sommer in Oman", zwinkerte er ihr zu und versprach, das nächste Mal im Winter hierher zu reisen, denn bei angenehmen 20-25 Grad ließe es sich hier herrlich leben. Er winkte ein Taxi herbei, das vor dem Flughafenausgang auf Fahrgäste wartete. Als sie in das Auto stiegen, umfing sie eine kühle Luft. Dankbar nickten sie sich zu, als Gary den fragenden Blick des Fahrers im Rückspiegel bemerkte. „Nach Maskat", sagte Gary schnell. „Wir wollen nach Maskat, bitte." Während der kurzen Fahrt – Maskat lag etwa vierzig Kilometer östlich vom Internationalen Flughafen – hatten sie Zeit, Eindrücke eines Landes zu sammeln, das im ersten Augenblick fremd und eigenartig anmutete, doch bei längerem Betrachten sich eigentlich wie eine ferne Heimat anfühlte.

Wenn sie uralte Gebäude und armselige strohbedeckte Hütten erwartet hätten, dann wären sie jetzt enttäuscht gewesen, denn das war die Welt, wie sie vor fünfzig Jahren ausgesehen hatte. Heute sahen sie, soweit das Auge reichte, eine moderne und gepflegte Welt. Die

Autobahn schien ganz neu gebaut zu sein, breit und zeitweilig dreispurig. Sie folgte dem Fuß einer gewaltigen Bergkette, die mit ihrem dunklen Ophiolithgestein bedrohlich ausgesehen hätte, wäre da nicht das grelle Sonnenlicht gewesen, das die schneeweißen Gebäude gegen den dunklen Hintergrund malerisch abhob. Jetzt verstand Gary, warum Maskat im Arabischen der „Ort des Fallens" hieß; denn noch nie hatte er ein solches Naturwunder gesehen, wo Berge so steil abfielen, um auf kleinster Fläche eine so schöne Bucht zu bilden. Oder waren es doch die Schiffe, die hier Anker warfen, als sie mit reichem Ertrag von ihren Handelsreisen heimkehrten, die dieser Stadt ihren Namen gab?

Es dauerte nicht lange, da rief Mary aus: „Schau, die Silhouette von Maskat!" Vor ihren Augen breitete sich eine Märchenstadt aus. Goldene Giebel rankten sich zierlich gen Himmel. Die Farbenpracht türkisblauer Türme glänzte und glitzerte in der gleißenden Sonne mit dem funkelnden Meer um die Wette. Die gewaltige Bergkette des Hajar-Gebirges legte sich wie ein schützender Arm um die Bucht, so als wollte sie ein Kleinod beschützen, und zog westlich in einem weiten Bogen weiter landeinwärts. Von Bergrücken zu Bergrücken verlief selbst heute noch teilweise die alte Stadtmauer, die in früheren Tagen zum Schutz für die reiche Handelsmetropole auf diesem gesegneten Plätzchen Erde diente. In der Ferne erhoben sich zu beiden Seiten des Eingangs in die Bucht zwei gewaltige Festungen, Fort

Mirani im Westen und Fort Jalali im Osten. Es waren Wach- und Verteidigungsanlagen, die Jahrhunderte lang diese Meeresbucht bewachten. Die Aussicht zum Meer, wo sich einst der Hafen von Khor Jetti befand, war atemberaubend.

Betrat man Maskat durch das Stadttor *Bab kabir,* das große Tor, atmete jede Ecke der Stadt, die fein säuberlich gepflegt und mit Blumen und Palmen geschmückt war, fürstliche Pracht und Reichtum. Über allem thronte der Sultanspalast, *Qasr-al-Alam,* der wie ein Schutzherr über der Altstadt wachte. Es ist der Regierungssitz des Sultans von Oman, *Qabus ibn Said,* aus der *Al-Bu-Said-Dynastie,* die über die Jahrhunderte bis heute Oman regieren. In diesem Augenblick hätte Gary wohl nicht in seinen kühnsten Träumen erwogen, vom Herrscher dieses Landes einmal persönlich für seine Arbeit an der Aufforstung von Weihrauch-, Myrrhe- und Balsambäumen auf omanischem Boden geehrt zu werden. Aber davon später ...

Gary blickte mit Bewunderung und unbändiger Abenteuerlust über dieses verzauberte orientalische Städtchen. Seine Brust hob sich. Er zog den Duft der Wüstensonne tief in seine empfindsame Nase ein, bis die Nasenflügel bebten. Es war, als wollte er diesen Augenblick mit allen Sinnen für immer in sein Gedächtnis einbrennen. Von irgendwoher zog leise, fast unmerklich, ein viel verheißendes Duftwölkchen eines Weihrauchbrenners vorbei. Mit einem Mal schien ihm alles so vertraut zu sein, als hätte er in längst vergessenen Tagen hier gelebt und geliebt. Doch es war Sommer, und wir schrieben das Jahr 1995.

~

Frühmorgens um sechs machte sich Gary auf den Weg zum Markt. Der Portier seines Hotels hatte gesagt: „Nur ein paar Schritte Richtung Meer zum Markt gehen", und zeigte die Straße entlang. Es war noch dunkel draußen, und das erste dämmrige Morgenlicht, das aus dem Meer aufstieg, warf seine hellgrauen Netze über die schlafende Stadt. Mit leichten Schritten und voller Erwartung ging Gary die menschenleere Straße entlang. Er musste den heiligen Weihrauch finden! Das war sein erklärtes Ziel. Der heilige Weihrauch von Oman! Er wollte herausfinden, ob an all den Geschichten und Legenden ein Fünkchen Wahrheit steckte. Wäre auch nur ein Drittel der alten Erzählungen über die unglaubliche Heilkraft von Weihrauch wahr, es würde der Welt unendlichen Segen und Erleichterung bringen!

~

„Ich MUSS den heiligen Weihrauch finden!", schwor er sich, als er sich plötzlich in einer anderen Welt inmitten der Wüste auf dem Rücken eines Kamels wiederfand. Für die Karawanentreiber war es eine Tradition von alters her gewesen, Weihrauch zum Überleben zu Hilfe zu nehmen. „Und was damals wirkte, das hilft auch heute", dachte Gary blitzschnell. Weihrauch würde dafür sorgen, depressive Verstimmungen zu verscheuchen und den Geist zu stärken, denn die monatelangen, eintönigen und gefährlichen Karawanenreisen trugen nicht selten dazu bei, die Sinne zu verwirren. „Ganz wie heute, wenn die Menschen Tag für Tag, Stunde für Stunde am Arbeitsplatz ausharren, vor dem Computer dämmern und einer geisttötenden Beschäftigung nachgehen, die sie eigentlich hassen", nickte Gary bestätigend. Eigentlich hielt sich Gary gerade in zwei Welten gleichzeitig auf. In der einen sah er die Vergangenheit und in der anderen suchte er Lösungen für die Probleme unserer Zeit.

Weihrauch hatte die Kraft, die Augen in der brennenden Wüstenhitze und in Sandstürmen zu stählen und ihnen Sehkraft und Schärfe zu verleihen. Eine scharfe Sicht war unerlässlich für diejenigen, die ständig den Gefahren, die in der Wüste auf Schritt und Tritt lauerten, ausgesetzt waren. Da waren nicht nur die Banditen, die am Wegrand der Karawanen lauerten und auf leichte Beute hofften. Der Wüstenboden selbst war nicht sicher. Der lebensgefährliche Treibsand zerrte Kamel und Reiter mit körnigem, schlüpfrigem Griff unverhofft und erbarmungslos mit sich in die Tiefe und deckte sie im Nu mit frischem Sand zu, als wäre nie etwas geschehen.

Gefahren gab es in der Wüste viele, daher war es auch wichtig, dass sich die Männer so gut wie möglich selbst schützten. Auf den gefährlichen Reisen durch die Wüste mussten sie gesund bleiben, und Weihrauchöl war dafür bekannt, das Immunsystem kräftig zu stärken, um ohne gesundheitliche Zwischenfälle sicher das andere Ufer des Sandmeeres zu erreichen.

Dem Weihrauchöl wurde auch nachgesagt, dass es entzündungshemmend wirkte. Es war daher sozusagen die Erste Hilfe bei allerlei Abschürfungen, Hautreizungen, giftigen Insektenstichen oder, schlimmer noch, Schlangenbissen und anderem. Wenn nachts die Reisenden der Wüste nach einem langen, mühseligen Tag in dumpfem Schlaf wehrlos dalagen, bahnten sich die menschenscheuen, bis zu fünfzehn Zentimeter großen Skorpione im sandigen Boden ihren Weg zu den Nachtlagern der nichtsahnenden Schlafenden. Von einer ruckartigen Bewegung erschreckt, wehrten sich die Spinnentiere. Oft zerriss ein gellender Schrei in Todesnot die tiefschwarze Wüstennacht. Die entsetzten und verunsicherten Bewohner der Zeltstadt wussten, was das zu bedeuten hatte. Sie hatten einen Kameraden verloren. Nun war wieder ein Träger weniger, ein Mann weniger, der die kostbaren Transporte durch die Wüste beschützen konnte. Daher wurde in den Zelten Weihrauch in glühenden Räucherbecken verbrannt, um mit dem starken Duft solchen gefürchteten tödlichen Gefahren der Nacht entgegenzuwirken. Der Weihrauch vertrieb die *Schwarzen Witwen* und die giftigen Rotrückenspinnen, die Krämpfe, Lähmungen und rasende Schmerzen verursachten, die zum sicheren Tod führten. Auch die aggressive und angriffslustige Sandrasselotter scheute den Weihrauchduft wie der Teufel das Weihwasser.

Weihrauch war überdies für seine muskelentspannende Wirkung bekannt. Wer würde dieses einfache Hilfsmittel besser nutzen können als die Beduinen, die zu Fuß und auf Kamelen stundenlang durch den glühenden Wüstensand unterwegs waren. Sie waren auf die Kraft ihres kostbaren Weihrauchharzes angewiesen, das sie in einem Kessel über Feuer kochten und einerseits als Tee tranken und aus dem sie andererseits aus Kamelmilch, Weihrauchsud und Fett Salben anrührten. Beliebt war auch das Kauen von Weihrauchharz, das die Zähne reinigte und weiß strahlen ließ, Zahnschäden verhinderte und zudem die Darmgesundheit noch kräftig unterstützte.

Mit all diesen Heilkräften war es also nicht verwunderlich, dass Menschen von alters her Weihrauch als ihr Allheilmittel von der Gicht bis zum zerbrochenen Schädel ansahen. Weihrauch war das begehrte Schmerzmittel bei Entzündungen, stechenden Kopfschmerzen, bis zu lähmenden Muskel- und Knochenschmerzen. Weihrauch war ihr Antidepressivum sowie ihr Hautpflegemittel bei Wunden, Narben oder Pilzbefall. Dieses Harz war harntreibend, wenn die Füße nach einem langen, heißen Tag geschwollen waren, und schleimlösend, wenn die Atemwege von Umweltschäden belegt waren. Weihrauch, das wussten sie, beruhigte die Nerven und vertrieb Ängste, wenn sie den Duft langsam und tief einatmeten. Weihrauch war einfach das Hausmittel für ein gesundes Immunsystem. Seine Wirkung wird heute von der Wissenschaft langsam wiederentdeckt.

~

Mit diesen Gedanken bog Gary um die Ecke zum Marktplatz. Abrupt blieb er stehen und traute seinen Augen kaum. Diffuses Licht lag über dem Platz, und unter einem Mantel aus leichten Nebelschleiern herrschte bereits reges Treiben. Er sah Gestalten aus dem Nebel wie aus dem Nichts heraustreten und dem Marktplatz zustreben. Der Anblick mutete unwirklich an, fast wie eine Vision aus einer anderen Welt. Die Händler mussten wohl schon seit Stunden mit ihren Körben voll Waren von den umliegenden Dörfern zur Stadt unterwegs gewesen sein. Jetzt hatten sie ihr Ziel erreicht, den Marktplatz von Maskat. Gary regte sich nicht, um diese Szene, die sich wie ein Trugbild vor seinen Augen ereignete, nicht zu stören.

Schlanke Frauen trugen Körbe mit Obst und Gemüse auf dem Kopf und schritten behende die Treppen zum

Markttor empor. In Körben und Truhen brachten Händler ihre Waren. Alles strebte dem großen Tor *Mutrah Souq* zu, das mit seinem typisch orientalischen, spitz zulaufenden Torbogen den einzigen Zugang zum Marktplatz bot. „Dort muss ich hin", schoss es Gary durch den Kopf. „Dort ist mein Weihrauchschatz!" Er löste sich aus der Starre des fremdländischen Betrachters und begann langsam und vorsichtig den Treppenaufgang zum Eingangstor emporzusteigen. Er drehte sich noch einmal um und sah von oben verschwommen die Hafenpromenade von Maskat. Dahinter lag schweigend das Meer. „Der Golf von Oman", dachte er bewundernd und bemühte sich, Stufe für Stufe mit der Menge Schritt zu halten. Jetzt befand er sich mitten im zähen Fluss des Marktgetümmels, wo kein Stoßen und Drängen oder Vorbeizwängen half, um schneller voranzukommen. Die Geräuschkulisse war trotz regen Treibens in dieser frischen Morgenstunde gedämpft. Nur manchmal durchbrach ein lautes Wortgefecht die Stille, das wie klirrende Blechmusik die fremdländischen Wortfetzen über die Köpfe der Menge herübertrug. Er zog seine Weste enger um sich. Der Morgen war frisch.

Gary war gerade am Eingangstor der Markthalle angekommen, als die Sonne langsam und erhaben wie eine Göttin aus dem Meer stieg. Der erste Sonnenstrahl zerriss wie mit einem Paukenschlag die immer lichter werdende Nebeldecke. Der Tag brach an. Doch Gary dachte nur an seinen goldenen Weihrauchschatz. Vor ihm lag ein geschäftiges Marktbild, in Schwarz und Gold getaucht. Dunkle Ecken, die noch nicht vom Sonnenlicht berührt waren, und düstere Hinterhöfe luden die Einkäufer ebenso ein wie die lichtdurchfluteten Bazarläden an der Hauptdurchgangsroute. Jetzt sah er das volle Ausmaß dieses Marktes. „Eigentlich hätte ich ein paar Händler und Budentische erwartet", dachte Gary erstaunt. Stattdessen breitete sich vor seinen Augen ein wohl durchdachtes Geflecht von teils bedeckten, teils gewölbten Gassen und Quergängen, Ladentischen und Marktständen aus. Die ersten Käufer drängten sich schon durch die schmalen Gänge, und der Markttag an jenem Mittwochmorgen begann, denn Mittwoch war schon immer Markttag.

„Ob die berühmten Geschichten von Weihrauch wahr sind?", fragte sich Gary immer wieder und ging zielstrebig auf der Suche nach Weihrauch an den verlockenden orientalischen Läden vorbei, die mit Antiquitäten und Handwerksartikeln Käufer anlockten. Von den Wänden hingen bunte Webteppiche und von Stangen irdene Krüge mit kunstvoll geschwungenen Ornamenten. Auf Regalen waren glänzende *Dallahs,* Kaffeekannen mit langen Schnäbeln, aufgereiht. Stoffe und Tücher aus feinstem Kaschmir lagen zum Verkauf bereit sowie Kopftücher, die sogenannten *Mussars,* die traditionelle Kopfbedeckung für den Herrn. Selbst die verlockenden Krummdolche mussten heute

Nebensache für ihn sein, und so streifte sein Blick nur flüchtig den glänzenden *Khanjar,* dieses krumm geschmiedete, reich verzierte, messerscharfe Machtsymbol des orientalischen Mannes. Auf einer Truhe fand er Weihrauchbrenner und Rosenwasser-Vernebler. Im Vorbeigehen betrachtete er flüchtig den orientalischen Beduinen-Silberschmuck und dachte an Mary. „Ich werde ihr alles zeigen, wenn sie aufgewacht ist", sagte er sich und dachte lächelnd: „Sie kann sich den kostbarsten Schmuck aussuchen!"

Doch jetzt war Gary auf einer „Mission". Sein einziges Augenmerk und sein Ziel galten dem legendären Weihrauch von Oman. „Hier kaufe ich Weihrauch ein", freute er sich und griff unwillkürlich an seine Brust, wo er in der ärmellosen Westentasche sein Geld eng am Körper trug. Es war viel Geld, denn er wollte einkaufen, und bei diesem Gedränge und Geschubse konnte man ja nie vor Langfingern sicher sein.

Wohlriechende Düfte verwoben sich mit der kühlen Morgenluft, die vom Meer selbst in die engen Gassen der Händler getragen wurde, und ließen Gary unwillkürlich lächeln. „Ein Gewürzladen!", jubelten all seine Sinne, denn es stiegen bekannte und fremdländische Düfte gleichzeitig in seine Nase, die die Sinne betörten. Die Gewürze standen in großen Säcken an der Wand des Ladens aufgereiht, und die duftenden Kräuter wurden von dort für die Kunden abgewogen und abgepackt.

Wäre es nicht für den Weihrauch gewesen, den er heute finden wollte, er hätte gewiss an diesem Gewürzstand länger verweilt.

Ein verzaubernder Charme lag über diesem orientalischen Treiben, und Gary hob sich mit seinem Cowboyhut von dieser Welt ab. Der Souk von Maskat quoll förmlich über von einheimischen Männern in ihren traditionellen *Kummas*, die reich bestickt und in leuchtenden Farben vorwiegend von hell- und dunkelrot gewebtem steifen Material waren und zylindrisch rund auf ihren Köpfen saßen. Andere wickelten sich Kaschmirtücher um das Haupt oder auch um diese Kappe. Es gab keinen Mann, der ohne Kopfbedeckung aus dem Haus ging. Ihre weißen, knöchellangen Gewänder, die sie *Dishdasha* nennen, waren kragenlos und vorne mit einer längeren Quaste versehen, die in Parfüm getaucht wurde. Der angenehme Duft der orientalischen Welt hing überall in der Luft.

Der zähflüssige Menschenstrom am Marktgelände hatte ihn auf dem Mittelgang weiter geschoben von Laden zu Laden. Doch er bemerkte es nicht, denn seine Gedanken weilten bei dem Heiligen Weihrauch. Als er aufsah, blickte er geradewegs auf einen Ladentisch. Mit einem Ruck blieb er stehen. „Omani Weihrauch!", stieß er lautlos, aber leidenschaftlich hervor und befreite sich ruckartig von der klebrigen Menschenmasse. Mit einem Sprung war er im Inneren des Ladens.

Hier war Gary, fernab des Trubels, seinem Ziel endlich nahe. Seine innere Sicht öffnete sich. Es war, als stünde er in einem stillen Weihrauchhain, seine Füße auf dem glühenden Wüstenboden sicher geerdet. Er starrte bewundernd auf einen uralten *Boswellia sacra* Baum: Er musste mindestens achthundert Jahre alt sein. Von Wind und Wüstenhitze geprüft, reckte er seine verkrümmten, knorrigen Arme himmelwärts. Seine papierartige Rinde musste in seinem langen Leben wohl schon hunderte Male geritzt worden sein, um das kostbare Harz zu ernten. Obwohl die Sonne in seiner Traumwelt tief stand, hatte sie von ihrer Kraft noch nichts eingebüßt. Er konnte die Wärme auf seiner Haut fühlen. Der Himmel legte seinen azurblauen Mantel um das uralte Land im Herzen Omans. „Ich habe ihn gefunden! Ich habe mein Ziel erreicht!", dachte Gary, und zugleich fragte er sich: „Wie ist es möglich, dass *Boswellia sacra,* der heilige Weihrauch, nur im Oman wächst?"*

Gary schien zugleich zu wachen und zu träumen. „Heiliger Weihrauch!", bebte sein Herz, und er beugte sich tief über den Ladentisch, um den blass weißlichen, fast durchsichtigen „Stein der Weisen" zu betrachten, den er von hier in die Welt hinaustragen wollte. „Stein der Weisen" nannte er den Heiligen Weihrauch deshalb so liebevoll, weil es der Weihrauch gewesen sein soll, der

* Oman ist das Land des Heiligen Weihrauchs. Kleine Mengen *Boswellia sacra* findet man auch in Jemen und Somalia.

dem Christuskind von den drei Weisen aus dem Morgenland als Geschenk gebracht worden war. Für einen Augenblick lag eine tiefe Stille im Raum. Doch dieser für Gary so heilige Augenblick wurde von dem Ladenbesitzer abrupt zerstört. Er sagte, oder besser deutete auf einen anderen Tisch, der nahe am Eingang stand, und beschwor den Ausländer: „*Boswellia sacra*, Heiliger Weihrauch", während er auf ein paar gelbe Harze zeigte. Gary sah ihn prüfend an. Der Mann hatte auf einen Berg von bernsteinfarbenen Weihrauchharzen gedeutet. Sie sahen wie leuchtende kleine Sonnen aus und waren wunderschön anzuschauen. Jeder Ausländer hätte sich darüber gestürzt und gedacht: So sieht Heiliger Weihrauch aus!

Doch Gary schüttelte verärgert den Kopf, kehrte zu seinem ursprünglichen Fund zurück und fragte: „Wo kommen diese Harze her?" Der Verkäufer fühlte sich durchschaut. Er wollte Gary den billigsten und am wenigsten nützlichen Weihrauch als den berühmten *Boswellia sacra* verkaufen. So beeilte er sich, jetzt behilflich zu sein, deutete und fuchtelte und zeigte auf eine Karte an der Wand. Er wollte sagen: „*Boswellia sacra*. Dieses Weihrauchharz findet man nur im Dhofar-Gebirge, im Südwesten des Sultanats Oman." „Wie viel?", fragte Gary und schaute den gewieften Geschäftsmann streng an. Er wusste, dass man hierzulande den Preis herunterhandeln musste. „Olibanum, Olibanum", sagte der Verkäufer in getragenem Ton, was soviel wie Weihrauch hieß. „Al-Hojari Olibanum, Spezialität", zog der Orientale die einfache Frage künstlich in die Länge. Im Kopf rechnete er wahrscheinlich schnell aus, um wieviel er den Ausländer prellen konnte. „Wieviel?", fragte Gary fordernd. „271 Rial (600 Euro)", sagte der schließlich und deutete auf seine außergewöhnliche Ware, die in einem großen Sack an der hinteren Wand seines Verkaufsstandes lagerte. Nach einigem Hin-und-Her-Gefeilsche hatten sie sich auf 146 Rial, das waren 323 Euro, für einen Beutel *Boswellia sacra* geeinigt.

Da sah Gary am Regal ein Fläschchen stehen. „Ist das Weihrauchöl?", fragte er interessiert. Die beiden verständigten sich mit Händen und Füßen, aber sie verstanden sich irgendwie. „Ja, ja!", sagte der Händler. „Weihrauchöl, *Boswellia sacra,* 100% rein, exquisit, das Allerbeste!" Gary zweifelte, denn der findige Händler wusste, wie man verkaufte. Als der dunkle Mann sah, dass Gary zweifelte, holte er seinen Koran, knallte das Buch vor Gary auf den Tisch, legte theatralisch seine rechte Hand darauf und die andere auf sein Herz und schwor: „Das ist reines *Boswellia sacra* Hojari Öl von Oman." Gary kaufte. Später stellte sich bei der chemischen Analyse im Labor heraus, dass dieses Öl, das zwar nach Weihrauch roch, tatsächlich „verlängerter" Weihrauch war: Eine kleine Menge echtes Öl, verdünnt in 98% Diethylphthalat. Also ein billiges Öl ohne Wirkung. Aber das wusste Gary an jenem Tag noch nicht. Er nahm seine Schätze und machte sich auf den Weg zurück zum Hotel. Mary würde schon warten. Auf dem Heimweg merkte er erst, dass die Sonne die Stadt Maskat wieder in ihrem gnadenlosen Griff hatte.

~

Als Gary im Hotel seine Schätze vor Mary ausbreitete, lachte sie verschmitzt: „Das wohlriechende Weihrauchharz kann man in Oman ja an jeder Ecke kaufen", sagte sie und zeigte auf ein Säckchen Weihrauchharz, das sie im Hotel Shop für Gary erstanden hatte. Später bemerkten sie, dass Weihrauch sogar in Supermärkten und Lebensmittelläden in abgepackten Säckchen überall erhältlich war. „Im Souk von Mutrah wird das Weihrauchharz aus großen Säcken lose verkauft", erzählte Gary seiner Frau. „Es gibt verschiedene Qualitäten, die ein Kenner bereits an der Farbe unterscheidet", belehrte er sie. „Je heller die Farbe des Harzes, desto besser ist die Qualität."

Gary wusste: Manchmal konnten bis zu zwanzig Prozent eines Sacks, der zum Beispiel als *Boswellia carterii* Harz gekennzeichnet war, ein Durcheinander von Schmutz, Rindenabfällen, Füllstoffen und anderen Harzen und darunter hin und wieder ein Stückchen *Boswellia carterii* sein. Er strich über seinen Weihrauch, der von bester Qualität war. Vorsichtig nahm er ein Stück Harz und roch liebevoll daran. Das süße, warme, balsamische Aroma berührte seinen Geist. Plötzlich wandte er sich mit einem Ruck Mary zu, als hätte der Duft ihm ein Geheimnis zugeflüstert, und er sagte mit Entschiedenheit: „Wir müssen nach Dhofar, wo der Heilige Weihrauch wächst." Mary lächelte. Aus seinem Verhalten erkannte sie, dass der Weihrauchduft für Gary bereits wirkte, denn die darin enthaltenen Sesquiterpene sollen ja das Gedächtniszentrum stimulieren und Hypothalamus, Zirbeldrüse und Hypophyse anregen, das wusste sie. Dadurch werden uns neue, unerwartete Einfälle und tiefere Einsichten geschenkt, die helfen, das Leben in eine ungeahnte neue Richtung zu lenken, unserem Ziel entgegen.

~

Wieder donnerten die Motoren hoch über der Erde durch einen herrlichen Sommertag, diesmal Dhofar entgegen. Die Flüge der Fluggesellschaft Oman Air gingen fünf- bis sechsmal am Tag nach Salalah, Dhofar, darum war es nicht schwierig, einen schnellen Flug zu finden. Das gleichmäßige Surren der Propeller ließ Gary in einen leichten Schlaf fallen, und in seiner Traumwelt erhaschte er einen Blick in die Zukunft. In der Bibliothek der Gemeinde von Salalah würde er das Buch „Pflanzen von Dhofar" entdecken. Darin fand er eine berührende Weihrauch-Legende, die ihn faszinierte und zum Nachdenken anregte.

*Als Adam und Eva aus dem Paradies vertrieben wurden, hatte Gott ihnen Weihrauch und Myrrhe mitgegeben, als Ausgleich dafür, dass sie den Garten Eden verlassen mussten. Es waren die zwei Werkzeuge, mit denen Er sie in die einsame und triste Welt hinausschickte.*

Kann es sein, dass Weihrauch und Myrrhe seit jeher mit einer göttlichen Kraft und Sendung ausgestattet waren, Menschen selbst in den aussichtslosesten Situationen zu unterstützen, zu trösten und aufzurichten, ihnen neue Perspektiven aufzuzeigen, sie zu inspirieren und im Lebenskampf siegreich durch alle Gefahren zu führen? Welche verborgenen Kräfte schlummerten in diesen unscheinbaren und so kostbaren „Tränen Gottes", die immer dann wachgerufen wurden, wenn ein Mensch in Not war und sie anwendete? Wurde Weihrauch nicht von Moses im ägyptischen Exil in der schwarzen Nacht der Pest angeordnet, um die Israeliten vor dem Zorn des Todesengels zu bewahren, der den Duft des Weihrauchs an den Türpfosten wahrnahm und vorüberging? Heute würde man wohl sagen, Weihrauch war ein probates Desinfektionsmittel, das die Menschen vor Ansteckung schützte.

Weihrauch war das heilige Salböl für Priester und Könige gewesen, die gesalbt mit der göttlichen Macht der Liebe und Würde, die Weihrauch repräsentierte, ihr Amt für die Menschheit ausüben konnten. Sie regierten mit Weisheit, davon singt das Hohe Lied der Liebe bei Salomon noch heute. Gary lächelte insgeheim bei dem Gedanken, dass wir alle bald ein Weihrauchöl in unseren Händen halten würden. Ob wir wohl wüssten, welchen Schatz wir tragen?

~

Im Anflug auf Salalah erblickten Gary und Mary am Fuße des Dhofar-Gebirges die Hauptstadt der Dhofar-Region, die im Südwesten von Oman vom Arabischen Meer umspült wurde. Garys Herz schlug freudig, als er am Ziel seiner Weihrauch-Träume angelangt war. Er erinnerte sich, dass er vor etwa sechs Jahren auf einer Reise durch Europa in Spanien zwei Tage lang die Destillierkunst des Weihrauchs studiert hatte. Die Destillation währte fast zwölf Stunden, sodass Gary viel Zeit zum Analysieren fand. Mit den Destillationsprozessen und Geräten vertraut, hatte er das Design für seine eigene Destillerie bereits im Kopf. Es war sein geheimer Herzenswunsch gewesen, einmal in Oman eine Destillerie zu errichten, was natürlich völlig unmöglich schien. Wie sollte ein unbekannter Ausländer in einer Weihrauchzunft, die Generationen um Generationen im Familienbesitz war und deren Kunst streng geheimgehalten wurde, je Zugang finden?

Seit Jahrhunderten wird Neugierigen der Weg zu den Weihrauchhainen verwehrt. Man wollte Plünderer schon von Weitem abschrecken, davon zeugen noch heute Warnsteine mit einer eingeritzten Schlange. Sie waren ein antikes Warnschild: „Achtung, fliegende Schlangen!", das so manchen Ängstlichen gleich zu Beginn seines Vorhabens in die Flucht getrieben hatte. Es wurden schaurige Geschichten erzählt, in denen die Weihrauchbäume von lebensgefährlichen Schlangen bewacht wurden. Sie tauchten wie aus dem Nichts auf, sprangen aus ihrem Versteck eineinhalb Meter hoch in die Luft und stürzten sich von oben wie ein fliegender Drache auf den Eindringling. Ein gezielter Biss in die Wirbelsäule – und das Opfer war binnen zehn Sekunden tot.

Auch die Sage vom giftigen Nebel, der sich am Hochplateau schützend über die Weihrauchbäume legen und jeden Nichtbefugten, der sich dem Weihrauchhain auch nur näherte, zur Strecke bringen sollte, war furchterregend und zutiefst abschreckend. Heute beeindrucken finster dreinschauende Männer mit schwarzen Bärten und stählernen Augen, blitzenden Dolchen und Schusswaffen im Holster als Wächter der Haine mehr. Sie patrouillieren um das Gelände ihrer Vorväter.

Gary war so in die Geschichten der alten Weihrauchhaine vertieft, dass er gar nicht bemerkt hatte, dass es bereits dunkel geworden war und der Besuch der Weihrauchbäume auf morgen verschoben werden musste. Er nahm seinen ganzen Mut zusammen und schwor sich hoch und heilig, die ersehnten Weihrauchbäume zu suchen und zu finden. Er musste diesen Heiligen Weihrauchschatz mit der Welt teilen, um Hilfesuchenden die Urkräfte der Natur zugänglich zu machen. Seine Verantwortung gebot es, denn es war kein anderer Firmenchef je in diesem Land, der die Abenteuerlust, die Mittel und die Menschenliebe besaß, um dieses Werk auszuführen. Gefährlich war diese Mission allemal; denn die alten Geschichten der fliegenden Schlangen waren Märchen, die auch ein wenig Wesheit enthielten. Gary hatte gehört, dass die Beduinen Hunde einsetzten, um die Schlangen aufzuspüren, bevor sie sich den Bäumen näherten.

~

Gleich am nächsten Morgen war eine Besichtigung der neuen Ausgrabungsstätte und archäologischen Funde der uralten Stadt Ubar, drei Stunden nördlich von Salalah, anberaumt. Sagenumwoben lagen die Ruinen der reichsten Handelsmetropole der alten Welt im Sandbett. Es war die *Lost City of Od*, die man auch die *Verschollene Stadt Ubar* nannte. Sie ruhte, vor den Augen der Welt verborgen, unter dem Sandmeer begraben, neben der sich heute die moderne Stadt Ubar erhebt. Aus Sri Lanka, Indien, China, Japan, Ägypten und den verschiedenen Häfen der Welt gingen die mit Gewürzen, Leinen, Gold und Silber reich beladenen Handelsschiffe im „Hafen der Königin von Saba", östlich von

Salalah, vor Anker. Von dort brachten Kamele die kostbaren Handelsgüter der Antike hundertfünfzig Kilometer landeinwärts, um sie für Weihrauch und Myrrhe in Form von Harzen und Öl zu tauschen. Dann segelten sie in ihre Heimat zurück. Auch auf dem Landweg brachten sie ihre Handelsgüter über die Seidenstraße nach Ubar; denn Ubar war das reiche Welthandelszentrum für Weihrauch und Myrrhe jener Zeit.

Hier wurde das begehrte Myrrhe- und Weihrauchöl auch destilliert. Mit Säcken von Weihrauchharzen schwer beladen, kamen damals die Kamel-Karawanen von der Westküste Omans und vom Osten Jemens zur Destillation. Ägypten war der Vorreiter der Harz-Destillation, der diese Wissenschaft nach Griechenland brachte, das wiederum das Wissen nach Pakistan verbreitete. Lawrence von Arabien nannte Ubar, die Stadt Od, „das Atlantis der Wüste". Erst 1991 entdeckt, wurden die Ruinen der verschollenen Stadt Ubar gerade erst ausgegraben, als Gary und Mary ankamen.

Die Geschichte dieser Stadt geht viertausend Jahre vor unsere Zeitrechnung zurück. Als Handelszentrum für Weihrauch, Myrrhe und Balsam war Ubar wohl die reichste Stadt der damaligen Welt. Doch eines Nachts wurde sie in all ihrer Pracht und in ihrem Reichtum ohne Vorwarnung durch ein verheerendes Erdbeben bis auf die Grundfesten zerstört und dem Erdboden gleichgemacht. Sandstürme fegten über das Land und begruben die einst so blühende Handelsmetropole unter sich. Das war um das Jahr 45 oder 65 vor Christus.

Die Überlieferung erzählte, dass König Od, Herrscher der Stadt Od, als Erster Weihrauch bereits dreitausend Jahre vor Christus destilliert hatte. König Od war der Enkel von Noah. Man erzählte sich, dass Myrrhe und Weihrauch von Generation zu Generation schließlich an Noah weitergegeben wurden, der sie mit in die Arche nahm, um mit den Ölen während der Flut die Kranken zu heilen. Es wäre möglich, dass Noah nach der Flut seinen Kindern diese heilenden Substanzen weitergegeben und sie ihnen ans Herz gelegt hatte, bevor sie in die verschiedenen Landesteile gingen, um ihre Heimstätten zu gründen. Wäre es nicht auch denkbar, dass König Od vielleicht auf diese Weise über Weihrauch und dessen Wert erfahren hatte? Gary grübelte nach.

Diese reiche Stadt war auch die letzte Verbindung zur Zivilisation für die Kameltreiber und ihre Karawanen gewesen, bevor sie *Rub al Khali*, diesen endlos weiten Wüstenboden betraten. Es war der letzte Ankerplatz, bevor Mensch und Tier mit bangem Herzen und vorsichtigen Schritten einer öden, von brütender Hitze, Sandstürmen und eiskalten Nächten geplagten, unsicheren Zukunft entgegengingen. Viele kehrten von dieser lebensgefährlichen Reise durch die weite und sich ständig verändernde Wüstenlandschaft nie mehr zurück.

„Tausende Säcke Weihrauch und Myrrhe wurden damals hierher geschafft, gelagert, getauscht und destilliert", erklärte Gary. Er war in seinem Element. Für einen kurzen Moment verlor er sich in der blühenden Phantasie dieses Augenblicks und ließ einen Film vor seinem inneren Auge abrollen. Er war ein Mann Mitte dreißig gewesen, mit dem traditionellen weißen Gewand bekleidet, das bis zu den Knöcheln reichte, einen breiten graublauen Kaschmirgürtel um die Hüften gebunden und mit geflochtenen Sandalen an den Füßen. Er saß hoch oben im Sattel seines Kamels und hielt die Zügel straff. Seine schwarzen Augen blitzten feurig unter dem blauen Tuch, das er nach orientalischer Art um den Kopf gewickelt hatte. Die Enden des Tuches hingen malerisch seitlich auf die Schulter herab, und die Fransen bewegten sich spielerisch im Wind. Er blickte prüfend um sich, die Hand am Knauf seines *Khanjars* ruhend, dem omanischen Krummdolch. Als Karawanenführer oblag ihm die schier nicht zu bewältigende Aufgabe, die Karawane unbeschadet durch die Wüste zu führen.

Kleinere Karawanen schlossen sich größeren an, um im Schutz der großen Karawane, die oft bis zu sechstausend vollbepackte Kamele zählte, Sicherheit zu finden. Beladen mit kostbaren Handelsgütern von Brokat und Seide, Leinentuch, Kupferwaren und Gewürzen, Harzen und Ölen traten sie die neunzigtägige Wüstenreise nach Petra im südlichen Jordanien an. Gary fuhr aus seinem Traum auf. Er blickte sich um. Hatte er geträumt? Er sah die Karawane förmlich vor sich. „Hätte es auf der Welt keine Männer gegeben, die das Abenteuer so sehr liebten", sann er nach, „die Welt hätte vielleicht nie vom Wundermittel Weihrauch erfahren."

Am Abhang des Jabal Al-Madbah-Gebirges, in einem Becken zwischen den Bergen eingebettet, lag die bereits neuntausend Jahre alte Handelsstadt Petra mit ihrem ehrwürdigen Schatzhaus. Die Kamele würden hier ankommen, und das Handelsgut würde in großen Lagerkammern innerhalb des Gebäudes abgeladen. Um einen großen Tisch im mittleren Raum des Schatzhauses saßen die Kaufleute zusammen, handelten und tauschten. Dann wurden die Karawanen mit der erworbenen Ware wieder beladen und nach Damaskus, Gaza, Alexandria, Ein Gedi, China, Indien und sogar zu König Salomon nach Israel gebracht. Der Weg von hier weiter nach Bethlehem währte noch weitere dreißig Tage auf den Rücken der Kamele.

In der westlichen Region des Toten Meeres, nördlich der Oase Ein Gedi, befand sich ein weiteres Schatzhaus oder Bankgebäude, das zugleich eine Destillerie für Balsamöl, Weihrauch und Myrrhe war. Diese Produktionsstätte zur Herstellung der kostbaren Öle war besser geschützt und bewacht als unsere heutigen Goldtresore. Hoch auf dem Grat über Ein Gedi stand eine Festung, die einst drei Stockwerke über dem sandigen

Wüstenboden in die Höhe ragte und die Destillerie sicher bewachte. Wurden Bauern und Sklaven mit dem kostbaren Harz, das nur für Königshäuser bestimmt war, ertappt, wurde ihnen die Hand abgehackt. Wurden sie ein zweites Mal erwischt, war die zweite Hand dran. Beim dritten Mal mussten sie ihr Leben lassen. So berühmt waren die Balsam-Tränen von Ein Gedi, dass der römische Kaiser Titus in seinem Siegeszug in Rom nach der Eroberung Israels, im Jahr 70 nach Christus, Balsamzweige tragen ließ.

Gary stellte sich die Frage: „Was könnte einer Substanz wie Balsam eine solche Macht verleihen?" Es ging nicht um Jasmin, das zu jener Zeit in ganz Ägypten und anderen Ländern sehr üppig wuchs. Es waren nicht Geranien oder Chrysanthemen. Es war Balsam. Warum wurde Balsam damals so hochgeschätzt? Garys Forschungen ergaben, dass Balsamöl berühmt für seine beruhigende Wirkung war, denn es senkte das Todeshormon Cortisol im Körper, das einen Menschen in ständigem Stress hielt und alle Hormone, inklusive der Wachstumshormone, unterdrückte. Balsamduft hielt den Blutdruck stabil und schenkte Ausgeglichenheit, ein Gefühl von Sicherheit, Geborgenheit und Harmonie. Dies waren einige der emotionalen Vorteile, die mit der Senkung von Cortisol einhergingen. Außerdem wurde das Öl bei Verbrennungen, Hautabschürfungen und Wunden und als Schmerzmittel gerne verwendet. Die Wissenschaft berichtet heute von erstaunlichen Erfolgen, wenn Balsamöl mit Weihrauch oder Sandelholz, Myrrhe oder Immortelle gemeinsam verwendet wird, um Schmerzen, Entzündungen, Infektionen und Krebs in den Griff zu bekommen. Obwohl der Balsam von Gilead ein wichtiges Heilmittel jener Zeit war, wurde es von Frauen auch besonders als bezaubernd duftendes Parfüm geschätzt.

~

Gary erinnerte sich, wie die Geschenke der drei Weisen aus dem Morgenland an das Christuskind in ein ganz neues Licht gerückt wurden, als er an der Hebräischen Universität biblische Archäologie studierte und entdeckte, dass sich bei der herkömmlichen Bibelübersetzung ein wesentlicher Übersetzungsfehler eingeschlichen hatte; denn es hieß ursprünglich nicht „Gold, Weihrauch und Myrrhe", sondern „flüssiges Gold, Weihrauch und Myrrhe". Flüssiges Gold war zur damaligen Zeit die allgemeine Bezeichnung für das Balsamöl gewesen, das kostbarer als Gold war, daher sein Name. Die ersten Weihnachtsgeschenke waren also Balsam, Weihrauch und Myrrhe. Dies waren die drei Öle, die in der alten Destillerie in Ein Gedi destilliert und von dort wahrscheinlich von den drei Weisen nach Bethlehem gebracht wurden.

~

Nach der Besichtigung der Ausgrabungsstätten der sagenumwobenen Stadt Od drängte es Gary zum nahen Markt. Sein Herz ging über, als er Tonnen von Weihrauchharzen sah, besonders den schönen und kostbaren Hojari, die höchste Qualität des *Boswellia sacra* Weihrauchs. Er sagte zu Mary, und seine Stimme klang tief bewegt: „Eines Tages werde ich in Oman eine Destillerie haben und dieses ‚heilige Salböl' produzieren." Seine Vision war deutlich.

Dann kam ihm das Schicksal zu Hilfe. Wie die höhere Fügung unser Leben bis ins kleinste Detail lenkt und leitet, um sicherzustellen, dass wir finden, wonach wir von Herzen suchen, so ereignete sich in diesem Augenblick, am Marktplatz der uralten Stadt Ubar, im Vorhof der unendlich weiten Sandwüste, eine besondere Begegnung. Ein stämmiger Orientale im weißen, knöchellangen *Dishdasha,* mit schwarzem, kurzem Barthaar und kohlschwarzen, feurigen Augen, die wie Blitze seine Leidenschaft versprühten, blickte auf von dem Weihrauchharz, das er nachdenklich studiert hatte, und traf geradewegs auf Garys Blick. Beide lächelten über diese unerwartete Begegnung und waren voneinander beeindruckt. Vorsichtig wollte Gary ein Gespräch anknüpfen, doch die Sprachbarriere schien unüberwindlich. Da lächelte der Einheimische und sagte in fließendem Englisch: „Sind Sie auch für die Ausgrabungen von Ubar hier?" Gary war erstaunt und hocherfreut. Er hatte jemanden, der ihn verstand und mit dem er über Weihrauch reden konnte. Noch dazu war es jemand, der genauso wie Gary für die Wissenschaft des heiligen Weihrauchs brannte und von der unglaublichen Wirkung dieses Öls für die Leiden der Menschheit überzeugt war. Sofort waren sie in Fachgespräche verwickelt. Mary schmunzelte.

Der Orientale mit den funkelnden Augen war Dr. Mahmoud Suhail, ein Arzt und Wissenschaftler, der sich der Weihrauch-Forschung als medizinische Krebstherapie verschrieben hatte. „Wir haben unzählige wissenschaftliche Studien", sagte der Mediziner begeistert, und Gary erzählte von seinen eigenen Einblicken mit Weihrauch in der Krebsforschung. Man konnte sehen, dass beide Herren von einer tiefen Leidenschaft beseelt waren, die Geheimnisse des Weihrauchs zu erforschen und dieses uralte Weihrauchöl der Menschheit zugänglich zu machen. Dr. Suhail lud die beiden für den nächsten Tag zu sich in sein Forschungszentrum nach Salalah ein – und eine tiefe Freundschaft begann.

~

„Gibt es einen besseren Platz, um eine Destillieranlage zu errichten, als hier in Salalah, Oman, dem Zentrum der Weihrauch-Annalen?", fragte Gary den Wissenschaftler Dr. Suhail lachend. „Wir bauen sie nahe der *Boswellia sacra* Plantagen." Fünfzehn Jahre waren vergangen seit dieser ersten denkwürdigen Begegnung mit Dr. Suhail. Nun waren sie Partner und gerade dabei, ihre erste Destillieranlage zu bauen. Sie fingen mit einer Destillierkammer an und hatten bereits nach fünf Monaten fünfundzwanzig Liter *Boswellia sacra* von der kostbaren Hojari Sorte destilliert. Eine zweite Extraktionskammer wurde hinzugefügt, und in den folgenden fünf Jahren kamen noch weitere fünf Kammern dazu.

Als Gary Young 2015 eine Gruppe von Young Living™ Vertriebspartnerinnen und Vertriebspartnern nach Oman in seine neue Weihrauch-Destillerie einlud, erklärte er den Produktionsvorgang; denn ohne die genaue Wissenschaft der nach therapeutischem Standard hergestellten Ölgewinnung gibt es kein hochwertiges Weihrauchöl. Weihrauchöl von Minderqualität gibt es dagegen überall zu kaufen. Herkömmliche Firmen machen sich nicht die Mühe, selbst zu destillieren. Sie kaufen einfach das Öl irgendwo ein. Destillateure wissen, dass amerikanische und europäische Händler und Einkäufer keine Ahnung von einem hochwertigen Öl haben. Daher werden die Harze verwendet, die Gary als Abfall aussortieren würde. Dann wird bei hoher Temperatur schnell destilliert. Wer hat denn schon Zeit, zwölf Stunden lang den Destillationsvorgang zu betreuen. Häufig wird dasselbe Harz zwei- oder dreimal oder öfter hintereinander destilliert für mehr Ausbeute. Dann kommt das Öl ins Labor, wird gestreckt, verfälscht und mit chemischen Zusätzen geschönt. Das ist die herkömmliche Praxis der Weihrauchöl-Erzeugung. Daher ist es klar, dass Gary davon beseelt war, seine eigene Destillerie zu bauen, um höchste Qualität und Reinheit und damit Wirksamkeit zu garantieren.

Gary erklärte den staunenden Gästen: „Das ätherische Öl wird vom Harz des *Boswellia sacra* Baumes durch einen Prozess gewonnen, den man Hydrodestillation nennt. Die Extraktionskammer ist mit einem Agitator ausgerüstet, das ist eine Rührvorrichtung, die sich langsam dreht und in kontinuierlicher Bewegung das Harz zerkleinert und rührt. Etwa ein Viertel der Kammer wird mit Harz befüllt und bis zur Hälfte mit Wasser aufgefüllt. Das ständige Rühren bei 100 Grad Celsius dauert zehn bis zwölf Stunden, bis das Harz aufgelöst ist und Öldämpfe ins Wasser abgibt. Der Dampf steigt auf und fließt durch den Kondensator in den Separator, ein Vorgang, der einer normalen Dampfdestillation sehr ähnlich ist."

Die Kunst der Dampfdestillation besteht darin, den genauen Zeitpunkt zu kennen, wo das Öl die höchste Wirkung, den vollen Gehalt an heilsamen Inhaltsstoffen und die beste Qualität hat. Diesen Prozess hatte Gary in jahrzehntelanger Kleinarbeit analysiert und für die Nachwelt dokumentiert.

Garys Prophezeiung aus dem Jahre 1995 wurde wahr, als er sagte, er würde einen Destiller in Oman bauen. Seine Weihrauch-Destillation war und ist die erste große kommerzielle Destillerie zur Gewinnung von Heiligem Weihrauch in moderner Zeit – und wahrscheinlich seit zweitausend Jahren unserer Zeitrechnung. Garys Traum für die Menschen von heute wurde wahr. Er sah voraus, wie Menschen überall sehnsüchtig, oft mit letzter Kraft, nach dem Weihrauchöl greifen würden, das ihnen so viel Hilfe und Freude in ihr Leben bringen kann. Sie würden dieselben kostbaren Geschenke in Händen halten, die einst von den Weisen aus dem Morgenland dem Christkind gebracht wurden, um Mutter und Kind vor dem Unbill des Lebens zu schützen. Und Unbill sah Gary überall. Die Menschen litten allenthalben an unerklärlichen Leiden. Sie starben aufgrund von Fehldiagnosen, unsachgemäßer Behandlung und todbringenden Medikamenten. Niemand war da, der ihnen von der Apotheke der Natur erzählte, die schon jahrtausendelang hilfreiche Mittel hervorbringt und für so lange ihre beste und einzige Medizin gewesen ist.

# Garys neue Weihrauch-Plantagen in Oman

Soweit das Auge reichte, erstreckte sich Garys neue Weihrauch-Plantage. Sie lag auf einem historischen Platz. Einst eine Bananenplantage, hatte man hier einen Tiefwasser-Brunnen angelegt, der reichlich Kühlwasser für die Destillation liefern konnte. Vertriebspartner von allen Ecken und Enden der Welt kamen angereist, um die heiligen Weihrauchpflänzchen in den kargen Wüstenboden zu pflanzen. Es lag eine weihevolle Stimmung in der trockenen Wüstenluft über dem Land, als liebevolle Hände in die vorbereiteten Setzlöcher Pflanze um Pflanze in den Boden betteten. Ihre Gedanken mussten wohl in die ferne Zukunft gegangen sein. Sie sahen auf dem Land, auf dem sie jetzt knieten, einmal hundertjährige knorrige Wüstenbäume sich auf dieser Hochebene im sandigen und steinigen Boden festkrallen. Die Bäume würden das karge Wasser des Monsunregens und die Tautropfen des Morgens gierig aufsaugen, der Sonne standhaft trotzen und kommende Generationen mit dem Geschenk des Weihrauchharzes versorgen.

Geschützt vor den Stürmen des Meeres von dem mächtigen Massiv des Dhofar-Gebirges, regte sich an jenem Tag kein Lüftchen. Die flirrende Hitze ließ den Staub, der schier überall war – in der Nase, in den Augen – wie eine Fata Morgana flimmern. Ist es nicht erstaunlich, dass in dieser öden Wüstenlandschaft das kostbarste Geschenk verborgen heranwächst, das selbst Königen mehr wert als Gold gewesen ist? Der „Duft der Götter" nannten sie dieses Geschenk. Nun hatte Gary für kommende Generationen den Grundstein für den Fortbestand dieser Tradition in Oman gelegt.

Die neue Weihrauch-Plantage war fertig. Die kleinen Setzlinge standen in Reih und Glied. Der große Tag der Eröffnung nahte. Die Sonne blitzte am Eingangstor mit dem stolzen Firmenschild um die Wette, und die Köpfchen der rot-weißen Wüstenrose nickten sanft im Luftzug der vorbeigehenden Besucher und lächelten zufrieden. Seine Königliche Majestät, der Sultan von Oman, hatte persönlich einige dekorative Pflanzen gesandt, um für diesen denkwürdigen Tag den Eingang zur Farm zu schmücken. Damit bekundete er Gary seine Dankbarkeit, Oman wieder als „das Weihrauch-Zentrum der Welt" ins rechte Licht gerückt zu haben. Unter den Geschenken waren seine Lieblingspflanze, die Wüstenrose (*Adenium obesum*), zudem fünf *Bos-*

*wellia sacra* Bäume und vier *Commiphora gileadensis* Bäume, der legendäre Balsam von Gilead. Das war der ehrwürdige und fast ausgestorbene Balsambaum, der aus der Bibel bekannt ist. „Neun edle Bäume, der Nationalschatz Omans, eine symbolträchtige Gabe", dachte Gary gerührt. Sie war von seiner Königlichen Majestät, Qabus bin Said Al Said, Sultan von Oman, dankbar in seine treuen Hände gelegt worden. Young Living™ ist das einzige Unternehmen der Welt, das Weihrauchöl (*Boswellia sacra*) aus Oman legal destillieren und ausführen darf.

Es sollten viele Jahre vergehen, bis diese Weihrauch-Plantagen soweit herangereift waren, dass das Hojari, das teuerste der Weihrauchharze, dieser klebrige Saft des *Boswellia sacra* Baumes, den man „das weiße Gold" nennt, erstmals geerntet werden konnte. Dann werden die Stämme der wüstenharten Überlebenskünstler von der hellgrauen papierartigen Rinde befreit – und die Ernte beginnt.

~

„Die Bäume können gemolken werden", sagte der Beduine in seiner Muttersprache. Mit einem Spachtel ging er vorsichtig und ehrfurchtsvoll um. Sein zerfurchtes Gesicht verriet sein Alter nicht, aber seine Fertigkeit im Ansetzen des Spachtels in einem gewissen Winkel, das zarte und doch feste Schaben und Einarbeiten in den

Stamm, all das schien eine jahrtausendealte Kunst zu sein. Sie wurde von der Stammesfamilie ihren Nachkommen vererbt, und nun lag dieses Vermächtnis in den Händen dieses alten Mannes. Gary kniff die Augen zusammen, um trotz blendender Wüstensonne den Prozess der Weihrauch-Gewinnung genau studieren zu können. „Wo sind die jungen Männer?", fragte sich Gary und beantwortete seine Frage auch gleich selbst. „Viele junge Leute suchen heute die Bequemlichkeit und scheuen sich vor harter Arbeit, so wie bei uns."

Die Gesichtszüge des Beduinen waren ruhig, fast verklärt. Er schien zu beten. Knisternd, wie das Rascheln von Seidenpapier, blätterte die schützende Rinde des Weihrauchbaums schon bei der leichtesten Berührung von selbst vom Stamm ab und gab den betörenden Weihrauchduft frei. Nachdenklich, fast traurig erzählte der sonnenverbrannte Mann: „Die jungen Leute gehen heute hinunter nach Salalah, um am Meer zu leben. Die Gastarbeiter, die wir anstellen müssen, haben kein Interesse, die Bäume zu schonen. Sie machen ihre Arbeit schnell und ungenau, und so mancher verletzte Baum wird dürr und stirbt ab oder gibt kein Harz mehr." Gary nickte mitfühlend. Der Alte fuhr fort: „Die Anzahl der kostbaren Weihrauchbäume geht seit Jahren zurück, aber die Nachfrage bleibt die gleiche." Garys Stirn glättete sich, und seine kühnen Augen blickten in die Zukunft. „Deshalb bin ich hier", bestätigte er innerlich seine Bemühungen. „Wir werden den heiligen Weihrauch in Oman aufforsten, den Nationalschatz dieses gesegneten Landes hüten und den suchenden Menschen der Welt dieses wertvolle Geschenk nach Hause bringen."

Der Alte wandte sich wieder seiner Arbeit zu, schabte und ritzte. Plötzlich huschte ein Lächeln über die verwitterten Züge. Beim letzten Ritzen war eine weiße, klebrige Milch ausgetreten. „Die Tränen Allahs", sagte er ehrfürchtig und schien sich unmerklich vor dem Wunder der Natur zu verneigen. Nach einer Zeit sagte er: „Das Harz muss jetzt einige Wochen trocknen, bevor es fest genug ist, damit wir es ernten können." Gary fragte: „Wie viel Ertrag bringt ein Weihrauchbaum pro Jahr?" „Zehn Kilogramm pro Baum sind möglich", war die knappe Antwort.

Gary schaute auf den heiligen Weihrauchbaum, der dunkelgrüne Blätter trug und mehr wie ein Busch als ein Baum aussah. Er stand da in Bewunderung vor der Natur, und Bilder aus der Vergangenheit stiegen in seinem Bewusstsein hoch. „Heiliger Weihrauch", sagte er unhörbar. „Der teuerste und begehrteste Rohstoff der Antike." Ein ehrfürchtiger Schauer lief ihm über den Rücken, und er sah die Königin von Saba mit einem gigantischen Tross von Reitern und Kamelen, dazu Fußvolk in unübersehbarer Zahl vor seinem inneren Auge vorüberziehen. Selbst die Kamele, die unglaubliche Lasten trugen, waren mit königlichem Tand gezäumt.

Es war ein Hofstaat gewesen, der sich einer Königin geziemte. So machte sich diese mutige Frau selbst auf den Weg durch die gefährliche Wüste, um den weisen König Salomon zu besuchen. Von ihm hatte sie wundersame Geschichten gehört, und für ihn hatte sie unschätzbar wertvolle Geschenke im Gepäck, darunter große Mengen von kostbarem Weihrauchharz. Der Karawanenführer runzelte die Stirn. Der monatelange Marsch durch die Wüste war in der Tat ein wagemutiges Unterfangen, denn dieses königliche Aufgebot war eine perfekte Zielscheibe für dreiste Wegelagerer, die dachten, dass ihnen von diesem Reichtum auch etwas zustünde.

Eine andere Geschichte kam Gary in den Sinn, die sich um die alten Ägypter rankte, und er schmunzelte. Der Pharao wollte einmal diesen kostbaren omanischen Nationalschatz in seine eigenen Gefilde verpflanzen. Weihrauch war zur damaligen Zeit ein begehrtes Handelsgut, und es winkte eine ansehnliche Rendite. Außerdem wurde das Öl von Weihrauch für die täglichen Tempelzeremonien und das Totenritual samt Einbalsamierung dringend benötigt. Hätte er diese Weihrauchbäume also in seinem eigenen Hinterhof gehabt, würde der Pharao sich einiges erspart haben. So schickte er seine Späher aus, um Oman zu beschatten.

Eines Nachts schritten ein paar vermummte Männer aus der Ägäis dann zur Tat. Es hing ein dichter, undurchsichtiger Nebel tief über dem Hochplateau des Dhofar-Gebirges. Geduckt, getarnt von dichten Nebelschwaden, schlichen sie mit Pickeln und Schaufeln an die jungen Weihrauchpflanzungen heran, gruben im sandigen Boden und zogen die Bäumchen behende mit Wurzeln heraus. Die Aufseher der antiken Plantage schauten nicht schlecht, als sie am nächsten Morgen diese Vandalentat entdeckten, doch zu der Zeit waren die Diebe mit ihrem Diebesgut längst auf hoher See, unterwegs Richtung Heimat. Zu Hause angekommen, war der Pharao über die gelungene Tat hocherfreut. Die Weihrauchbäumchen wurden behutsam in die Erde gepflanzt und reichlich begossen, denn sie wollten einfach nicht wachsen. Einige wurden dürr und starben. Andere kümmerten dahin. Keiner der Weihrauchbäume hatte je auch nur einen Tropfen des begehrten Harzes geliefert. Nicht umsonst heißt es, dass heiliger Weihrauch, *Boswellia sacra,* nur in Oman wächst.

~

Dr. Suhail und Gary standen in ihrer neuen hellen Produktionshalle. Der silbern glänzende Destiller an der Wand blitzte lustig in der Sonne. „Das sind meine Nachforschungen", sagte Gary und legte einen dicken Packen Papiere auf den Tisch. „Ich habe viele Länder bereist, wo Weihrauch wachsen sollte, um die verschiedenen Weihraucharten auf ihren Gehalt und ihre Wirkung hin zu testen und zu dokumentieren. Ich flog zu den entlegensten Dörfern an der Grenze zu Äthiopien und Kenia und an die äußerste nördliche Grenze von Sudan", erzählte Gary. „Ich sah viele unbewohnte Plätze, wo ich *Boswellia papyrifera* Weihrauch fand." Dr. Suhail nickte und sagte: „Das ist das am häufigsten verkaufte Weihrauchharz auf dem Weltmarkt!" Und er erklärte: „*Boswellia papyrifera* ist für 75% der Verkäufe an weltweite Broker verantwortlich. Es wird in der Parfümindustrie und für Incense verwendet."

Gary deutete auf seine Forschungspapiere: „Doch die Weihraucharten *Boswellia serrata, Boswellia carterii* und *Boswellia sacra* weisen mehr als dreihundert wissenschaftliche Studien in der medizinischen Datenbank PubMed auf. Dagegen gibt es nur drei Studien über *Boswellia papyrifera,* was beweist, dass es minimale Wirkung auf den Körper hat." Dr. Suhail bestätigte: „Viele Firmen ersetzen *Boswellia papyrifera* Öl für *carterii* Öl, gemischt mit ein wenig *Boswellia frereana* und synthetischen Stoffen, um das Öl gut aussehen und gut riechen zu lassen. Dadurch können sie ihr Öl zu einem günstigeren Preis anbieten." Er fügte hinzu: „Dabei kostet reines *Boswellia frereana* Öl dreimal so viel wie *carterii,* weil die Ernte viel arbeitsintensiver ist." Gary lernte, dass Frereana-Harz schwierig zu sammeln war und eine lange Zeit benötigte, weil es gewöhnlich zwölf Schnitte erforderte, statt zwei bis sechs wie bei den anderen Weihraucharten, bevor das Harz zu tropfen begann. Dann war es so voluminös, dass das weiße Harz die ganze Länge des Stammes hinunterfloss. Die Ernte dauerte etwa acht Monate, weil die Harzstücke so groß waren. Deshalb wurde das teure, reine *Boswellia frereana* Harz „The King of Frankincense" genannt. Es ist viel teurer als *Boswellia carterii* und Myrrhe. Außerdem kann das Frereana-Harz nur einmal im Jahr geerntet werden, und in Somalia sogar nur jedes zweite Jahr.

~

„Stelle dir vor", sagte Gary zu seinem Freund und Partner Mahmoud mit großer Freude. „Ich habe das legendäre Wadi Andhur gefunden!" Der Wissenschaftler sah ihn entgeistert an. „Wadi Andhur, die alte Wegstation für die Karawanen auf dem Weg nach Ubar?", fragte er ungläubig. „Die Archäologen vom Historischen Museum haben uns doch versichert, dass es keine Wegstation gab und das Ganze nur eine Legende sei." Dr. Suhail war ganz Ohr, als Gary aufgeregt erzählte: „Du weißt doch, dass ich jetzt schon sechzehn Jahre lang, jedesmal wenn ich nach Arabien komme, danach suche. Es muss eine Station zwischen Ubar und der Wüste gegeben haben, denn die Entfernung wäre zu groß gewesen." Dr. Suhail nickte, als Gary geheimnisvoll fortfuhr: „Ich habe doch die verschiedensten Areale abgesucht und nichts gefunden. Dann bin ich auf das Hochplateau der Al Hasik-Berge hinaufgestiegen – und dort lag es: Wadi Andhur, die legendäre Wegstation, hoch oben auf dem

Hochplateau, verborgen vor den Augen derer, die unten vorbeizogen." Seine Augen blitzten, als er noch hinzufügte: „Man kann immer noch die in Stein gehauene Destillationskammer erkennen!" Sie lachten. Das Historische Museum schrieb 2008 in seine Annalen: „Wadi Andhur entdeckt."

~

Einmal unterhielten sich Gary und Dr. Mahmoud Suhail auf der Young Living™ Farm in Salalah, Oman, über Weihrauch, und Gary sagte: „Eines ist für mich klar, Weihrauch 'tötet' keine abnormen Zellen." Der Krebsforscher runzelte die Stirn und antwortete: „Aber Gary, ich sehe jeden Tag Beweise dafür, dass Weihrauch Krebszellen abtötet!" Gary entgegnete: „Gott schafft nichts, um zu töten. Was du siehst, ist eine Illusion." Er ergänzte: „Stattdessen verdaut Weihrauch abnormale Zellen, er bricht sie ab, er zersetzt sie." Da sprang Mahmoud aus seinem Stuhl auf und rief begeistert aus: „Ich wusste es! Ich wusste es! Weihrauch 'verdaut' abnormale Zellen!" Gary erklärte, dass es zur Verdauung von Krebszellen eines enzymatischen Prozesses bedarf. Jedes ätherische Öl enthält enzymatische Blaupausen, und einige der chemischen Bestandteile in einem Öl veranlassen die Blaupausen der Enzyme, sozusagen den Verkehr zu lenken. „Wir wissen nicht, ob es die geringeren Mengen an Boswelliasäure oder Incensol oder eine Kombination aus den Pinenen und den Sesquiterpenen sind, die die enzymatische Aktivität von Weihrauch auf abnormale Zellen lenken. Wir haben die Antwort noch nicht, aber eines Tages werden wir es wissen."

„Sind ätherische Öle für den Menschen von unschätzbarem Wert?", stellte Mahmoud die rhetorische Frage. „Absolut!"

~

Garys Forschergeist wollte nicht ruhen. „Ich muss nach Jemen", sagte er zu Mary, und seine Stimme klang dringlich. „Du weißt doch, die Königin von Saba beherrschte den *Hadhramaut*. Der liegt im heutigen Jemen. Ich muss dorthin!" Mary sah ihn mit erstaunten Augen an.

Der Hadhramaut war das Weihrauch-Zentrum der alten Welt gewesen, durch das die Karawanen auf ihrem Weg durch die Wüste entlang der uralten Weihrauchstraße von Oman durch Jemen, Saudi Arabien, Jordanien und Palästina zogen. Gary war entschlossen, die Überreste dieser uralten Zivilisation zu sehen. Er wollte die verschiedenen Weihrauch- und Myrrhebäume dokumentieren, die immer noch im Hadhramaut wachsen. Was er Mary allerdings nicht erzählt hatte, war die Tatsache, dass eine Reise nach Jemen waghalsig und sehr gefährlich war. In diesem kriegerischen Gebiet, wo man immer wieder von Terroranschlägen, Aufruhr, Anarchie, Chaos und Entführungen hörte, war es viel zu unsicher für Reisende. Doch Gary flog.

Seine Reise begann eigentlich bereits achtzehn Jahren zuvor. Er hatte in seinem Herzen die Frage gewälzt, warum Christus gerade nach Ägypten geflohen war und nicht in irgendein anderes angrenzendes Land. Er wollte herausfinden, worum es in der legendären Weihnachtsgeschichte ging. Warum wurde das Christuskind als einziges Kind in historischen Schriften erwähnt, das bei seiner Geburt Weihrauch, Myrrhe und Gold erhalten hatte? Er hatte gehofft herauszufinden, warum Weihrauch in Tutanchamuns Grab gefunden wurde, als es 1922 von Howard Carter geöffnet wurde. Gary musste nach Ägypten reisen, um Antworten auf diese und viele Fragen über die Geheimnisse ätherischer Öle zu finden.

Er war sich sicher: Die Geheimnisse mussten in den antiken Ruinen und Hieroglyphen der ägyptischen Geschichte verborgen liegen. Er wollte Licht in das dunkle Vergessen werfen. Er musste diese verblasste Erinnerung an die großen Heiler der Antike wieder aufleben lassen. Die ätherischen Öle – die Urmedizin – wurden aus dem Leben der Menschen gerissen und für Jahrhunderte vergraben. In ehrwürdigen, der Menschheit unzugänglichen Bibliotheken, in verstaubten und verschollenen Schriftrollen, träumte das Urwissen der

Menschheit einem neuen Erwachen entgegen. Gary wollte es finden. Er wollte die Welt von der Wichtigkeit, Notwendigkeit und Wirkkraft ätherischer Öle für ein gesundes, glückliches Leben überzeugen. Er wollte das Wissen um die Urmedizin der Menschheit mit der modernen Medizin verbinden. Begeistert studierte Gary die Chemie der ätherischen Öle mit Dr. Radwan Farag, Doktor der Biochemie an der Universität Kairo, der zu der Zeit die Autorität für ätherische Öle in Ägypten und in der Welt gewesen war.

Gary machte sich also wieder auf den Weg. Er wollte nach Jemen über Kairo fliegen, wo er vorhatte, weitere Forschungen anzustellen. Der Tourismus war in Ägypten bereits stark eingeschränkt, als Gary die Ankündigung auf dem Londoner Flughafen hörte, dass alle Passagiere, die nach Ägypten reisten, sich unverzüglich am Schalter der Egypt Air melden sollten. Allen Ausländern wurde dringend davon abgeraten nach Ägypten zu reisen, da es im Land enorme Spannungen und Umwälzungen gab und eine Reise dorthin äußerst gefährlich sei. Die Tickets wurden für alle Ausländer umgebucht oder zurückerstattet – mit Ausnahme von einem. Gary fühlte in seinem Herzen den Drang für die Entdeckung des Unbekannten. Er musste dorthin. Als er den Egypt Air Jet nach Kairo bordete, waren alle Augen der achtunddreißig ägyptischen Bürger fassungslos auf ihn gerichtet. Wer würde sich freiwillig in ein Kriegsgebiet begeben und sein Leben riskieren? Diese

Frage stand förmlich auf ihren Gesichtern geschrieben, und Gary konnte ihre Gedanken lesen. Ein seltsames Gefühl der Vorfreude und zugleich der Ungewissheit, was er als einziger Ausländer dort wohl erleben würde, bemächtigte sich seiner, als das Flugzeug vom sicheren Boden abhob und in eine unbekannte Zukunft davonflog.

Bei der Ankunft bat der Flugbegleiter Gary, zuerst alle Einheimischen aussteigen zu lassen. Als er als letzter Passagier das Flugzeug verließ, wusste er plötzlich warum. Eine Militäreskorte wartete auf dem Rollfeld auf ihn und gab ihm Begleitschutz zur Gepäckausgabe, durch die Einwanderungsformalitäten und den Zoll. Dann brachten sie ihn zu einem unauffälligen schwarzen Auto, das am Taxistand wartete. Die Militärpolizei fuhr ihn zu seinem Hotel in der Innenstadt, geleitete ihn durch das Einchecken und brachte ihn schließlich bis auf sein Zimmer. Dunkle Augen sahen ihn streng an und schärften ihm ein, die Räumlichkeiten nicht zu verlassen, bis er zwei Wochen später wieder abreisen würde.

Nun war Gary sein eigener Gefangener. So war es nicht geplant gewesen. Was sollte er tun? Da erinnerte er sich plötzlich an einen Notizzettel, den einer seiner Freunde ihm vor der Abreise zugesteckt und gesagt hatte: „Das ist die Telefonnummer eines Ägypters. Ruf diese Nummer an, wenn du in Ägypten irgendetwas brauchen solltest." Gary wählte die Nummer. Der mysteriöse Unbekannte meldete sich und sagte: „Ich habe Ihren Anruf bereits erwartet", und bat Gary, er solle zu einer bestimmten Zeit mit seinem Gepäck das Hotel verlassen, mit niemandem sprechen und schnell in ein schwarzes Auto einsteigen, das vor dem Hoteleingang vorfahren würde. Gary tat, was die Stimme am anderen Ende des Telefons gesagt hatte. Doch als er ins Auto einstieg, hatte er gemischte Gefühle. War das jetzt sein Ende, dachte er, als das Auto eilends davonfuhr.

Der Fremde, dessen Stimme Gary vom Telefon her bereits kannte, sagte: „Ich bin gekommen, um Ihnen zu helfen." Er brachte Gary in ein kleines Geschäft am Giza-Platz, wo Khadija auf ihn wartete. Die Amerikanerin war in ein weißes fließendes Gewand gekleidet. In der Sonne, die von dem Glas hinter ihr reflektierte, sah sie wie ein Engel aus. Sie sagte sanft: „Dr. Young, ich habe viel von Ihnen und Ihrer Arbeit gehört. Ich möchte Ihnen helfen." Sie lächelte: „Mein Verlobter ist der Minister für Altertümer. Er wird Ihnen die schriftliche Genehmigung geben, alle Orte zu besuchen, die Sie besuchen möchten." Gary staunte und konnte sein Glück kaum fassen.

So wurde ihm die Wiege der Menschheit – Ägypten – in einer Weise eröffnet, wie er es sich niemals hätte erträumen können. Er ging seinen unzähligen Fragen nach und erforschte die Geschichten, Legenden und

Spuren so vieler verschiedener Orte. Er studierte in Bibliotheken, Museen und Universitäten. Die Wüste, die Berge, die Ruinen, die Dörfer und die alten Leute gaben ihm Hinweise, um die Geheimnisse aus uralten Tagen wiederzuentdecken und für uns nutzbar zu machen. Wie beim leuchtenden Stern von Bethlehem, wurde Gary auf wundersame Weise an seine Mission herangeführt, der Vater der modernen Aromatherapie zu werden.

Von hier aus trat Gary auch seine Reise nach Jemen und zu den Socotra-Inseln an. Er flog im Jahre 2009 nach Sanaa, der Hauptstadt Jemens, und wartete auf die Erlaubnis, nach Shabwa weiterzureisen, einem bedeutenden Handelszentrum der alten Karawanen. „Shabwa, unmöglich!", hieß es vonseiten der Behörden. „Es ist mitten im Terroristengebiet und sehr gefährlich." Shabwa liegt im Herzen eines Gebietes, das man die „Verbotene Zone" nennt, die selbst einheimischen Jemeniten unzugänglich ist, geschweige denn einem Ausländer.

Während Gary wartete, erforschte er Aden und besuchte viele Harzhändler. Er erfuhr, dass nur sehr geringe Mengen an Weihrauch und Myrrhe in Jemen geerntet werden. Das meiste Harz, das Jemen exportiert, ist das minderwertige *Boswellia papyrifera* Harz, das aus Äthiopien importiert und dann in die Welt verschickt wird. Er sah verschiedene Kategorien und Qualitäten von Harzen und wie sie vermischt werden, um die verschiedenen Güteklassen zu erzeugen. Spezielle Sorten gingen nach China und an andere Orte der Welt. Doch die gemischte Sorte und schlechteste Qualität wurde nach Amerika und Europa versandt. Die arabischen Broker sagten: „Die kennen den Unterschied ohnehin nicht." Ein trauriger Kommentar für die meisten unserer Broker und Einkäufer, die keine Ahnung von den verschiedenen Weihrauch-Qualitäten haben.

Nach etwa zwei Wochen unermüdlichen Drängens und geduldigen Wartens erhielt Gary schließlich die Erlaubnis und die Reisepapiere, in das Innere Jemens zu gehen. Eine Militäreskorte und der Minister für Altertümer persönlich begleiteten ihn auf der Reise und sorgten für seine Sicherheit. In landesüblicher Kleidung, bekleidet mit Hemd und einem langen, um die Hüfte gebundenen Tuch, dem scharf geschliffenen Khanjar im Gürtel, in Sandalen, mit einer turbanähnlichen schwarzen Kopfbedeckung und mit einem tiefschwarzen Bart getarnt, mischte sich Gary unter seine Begleiter wie ein gebürtiger Jemenit.

Der Minister holte ihn vom Hotel in Atac ab, und die abenteuerliche Reise begann. Nach einer dreistündigen Fahrt kamen sie in Shabwa an. Gary war der erste Ausländer in zweiundvierzig Jahren, der diesen entlegenen Ort besuchte.

Staunend stand Gary vor demselben Karawanentor, das die Kamele passierten, als sie in Shabwas Steuergebiet geleitet wurden. Damals mussten alle Karawanen 25% des Wertes der mitgeführten Güter abliefern, um weiterreisen zu können. Die Steuer zu umgehen, bedeutete den Tod, und die Königin von Saba kannte keine Gnade. Gary staunte über die Ruinen der Speichergewölbe, der Destillationskammern und der Grundfesten des Königspalastes. Als Gary auf der Außenseite eines Gebäudes grub, fand er ein altes Räuchergefäß, das dreitausend Jahre alt war. Der Minister für Altertümer schenkte ihm diese Antiquität zur Erinnerung an diese lebensgefährliche, aber glückliche Reise in die *Verbotene Zone* in der Wüste Jemens.

~

Einmal war Gary auf einer neuntägigen Forschungsreise in Somalia unterwegs, um verschiedene Weihraucharten zu dokumentieren, und seine Heimreise war voller Überraschungen. Er erzählte Mary später: „Ich bemerkte aus dem Augenwinkel, dass vermummte Männer mich am Markt von Hargeysa beschatteten, Waffen in ihren langen Umhängen versteckt. Stechende Augenpaare verfolgten jeden meiner Schritte. Ich weiß nicht mehr, wie es mir gelang, mich vor diesen Verfolgern zu retten, aber mir half ein schneller Schritt in ein Zelt, hinter eine Teppichwand, durch eine Hintertüre. Dort versteckte ich mich eine Zeit lang und wartete, bis die Luft rein war." Er fuhr fort, von einem anderen Erlebnis zu erzählen: „Als ich bei der Heimreise den Flughafen betrat, gab es einen Schusswechsel." Mary zuckte zusammen. „Dann begann ein Kampf mit Kenias Einwanderungsbehörden. Sie erzwangen die Impfung bei Ausländern, die aus Somalia kamen. Es war eine gute Einnahmequelle." Mary schaute Gary mit weit aufgerissenen Augen an. Sie kannte seine Gedanken zu „Impfungen". Doch sie war erleichtert, als sie erfuhr, dass Gary wahrscheinlich der einzige Flugreisende war, der je den Kampf gegen die Einwanderungsbehörde gewann, obwohl er dadurch seinen Flug verpasste und noch weitere drei Tage in Nairobi bleiben musste.

~

Gary sagte: „Es gibt so viel Bedarf überall, wohin ich gehe, dass ich tausend Leben leben müsste, um die Arbeit zu leisten, die nötig ist."

Am 12. Mai 2018 schloss Gary Young – erst 68-jährig – für immer seine Augen. Von einem Gehirnschlag heimgesucht, hörte sein glühendes Herz zu schlagen auf. Er verließ diese Erde, um das Unbekannte zu erforschen und neue Abenteuer zu erleben, die nicht von dieser Welt sind.

~

# Das Vermächtnis

Gary war ein Visionär. Er hatte eine Mission. Er gab sein Leben für die Menschen, die in Not waren, zu ihm aufschauten und Rat und Hilfe suchten. Keine Macht der Welt konnte ihn von seinem Weg abbringen. „Gott hat mich auf die Erde gesandt, um mein ganzes Potenzial auszuschöpfen", war sich Gary bewusst. Er wusste auch, dass er nicht mehr viel Zeit hatte. Seine Lebenszeit hatte ein Ablaufdatum, das hatten ihm die Ärzte schon damals, nach seinem lebensverändernden Unfall, prophezeit. Daher war so viel Arbeit in sein Leben gepackt. Manche Leute hassten ihn für seine Errungenschaften, doch das niedrige Bewusstsein konnte die Höhenflüge seines Geistes nicht einmal erahnen, geschweige denn verstehen. Viele Menschen liebten ihn für seine Pionierarbeit. Er musste sich Beschimpfungen, Beleidigungen und Spott anhören, doch sein großes Herz schenkte der Menschheit trotzdem all sein Wissen, denn er erkannte, dass der einzige Grund für die Reise der Seele darin besteht, die spirituelle Notwendigkeit des Gebens zu lernen. Dieses Vermächtnis wollte er uns allen mit dem „Duft der Götter“ mit auf den Lebensweg geben und uns dazu ermutigen, „das Geschenk“ in die Welt zu tragen und großzügig weiterzugeben.

Gary Young hat seine Firma *Young Living Essential Oils*™ zum weltweiten Marktführer für ätherische Öle höchster Qualität geführt. Er hatte den *Seed-to-Seal*™ Standard eingesetzt, der darüber wacht, dass das ätherische Öl vom Samen bis zur Versiegelung im Fläschchen naturrein ist und keinerlei Verunreinigung oder Verfälschung zulässt. Sein zukunftsweisender Anspruch auf Qualität und Reinheit ätherischer Öle hatte er mit dem Siegel *„Young Living™ Therapeutic Grade“* verbrieft, der garantiert, dass seine Öle nach therapeutischem Standard hergestellt werden, um den Menschen ein Hilfsmittel an die Hand zu geben, das Wirkung zeigt. Heute hat die Firma Young Living™ über zweihundert ätherische Öle und Ölmischungen im Sortiment und über sechshundert Produkte, die alle mit ätherischen Ölen angereichert sind. Alle tragen die Signatur ihres Gründers, Gary Young, der die Welt mit seinen Ölen und Ölmischungen zu neuen Ufern bringen wollte. So hat er Ölmischungen kreiert, die *Hoffnung* bringen und *In die Zukunft* führen sollen. Er schenkte der Welt seine Signatur-Ölmischung *Lebe mit Leidenschaft*. In *Transformation*, *Freude* und *Höchstes Potenzial* und vielen anderen Ölmischungen lebt das Geschenk der Natur weiter; ätherische Öle, die Gary Young in genialer Weise zu destillieren und zu vereinigen verstand.

Er wusste, dass seine Firma, die seit Jahren unter den treuen Händen und dem kühnen Geschäftssinn seiner Frau Mary zu einer Bewegung von erdumspannender Größe mit über fünf Millionen begeisterten Vertriebspartnern angewachsen war, auch weiterhin nach bewährter Young Living™ Tradition geführt werden würde. Dieses weltweite Unternehmen ist immer noch im Familienbesitz und wurde nicht an profitorientierte Aktionäre verkauft. Gary hatte seinen Nachfolger als Präsident von Young Living™, Jared Turner, mit besonderer Herzenswärme auserwählt und ihm das nachhaltige globale Wachstum der Firma ans Herz gelegt, um nach bewährter Vision die ätherischen Öle von Young Living™ in jedes Zuhause der Welt zu bringen. Die Söhne Jakob und Josef brennen darauf, die Arbeit ihres Vaters und die Mission seiner Firma fortzuführen und die Verantwortung für die Erhaltung ätherischer Öle als lebendige Energie der Natur zu übernehmen. Sie werden, wie ihr Vater, weiterhin die Gemeinschaft des Heilens und Entdeckens fördern und Menschen überall zu einem Leben in Wohlbefinden, Sinn und Erfüllung inspirieren.

Diese Fülle und die Schätze von Young Living™ schüttet Gary Young mit seiner *D. Gary Young Foundation*™ weltweit über die Ärmsten der Armen aus. Als er sah, dass die Kinder der armen Stadt Chongón in Ecuador in einem heruntergekommenen Schulgebäude hausten, ließ er eine Schule bauen und richtete eine Akademie ein, wo arme Kinder ihre Schulausbildung und zugleich eine Ausbildung fürs Leben und Berufschancen erhalten. Als 2015 Nepal von zwei großen Erdbeben heimgesucht wurde, die ganze Dörfer dem Erdboden gleichmachten, errichtete die Foundation mit Hilfe ihrer Freunde hundert Häuser und eine Schule. 2017 gingen mehr als sechs Millionen Dollar an Hurrican-Opfer. Mit *Hope for Justice* hilft die Young Living™ Foundation mit, Menschenhandel und Sklaverei auszurotten. Mit *African Hearts* arbeitet sie, um Kinder aus den Slums zu retten, und betreut Malaria-Opfer in Uganda. Jeder Cent, der an die Young Living™ Foundation gespendet wird, geht zu 100% an die wohltätigen Organisationen. Alle administrativen Kosten und die Gehälter der hart arbeitenden und engagierten Mitarbeiter werden von Young Living™ bezahlt, nicht von der Foundation selber. So lebt Garys Werk und sein großes Herz weiter.

Noch in hundert Jahren wird man von Gary Young als einem Menschen sprechen, der seiner Zeit weit voraus war und seine Lebensaufgabe, der Menschheit einen besseren Weg zu einem gesünderen, glücklicheren und erfüllten Leben zu zeigen, brillant vollendet hat. Er kannte das Leben wie kein anderer und hat in seiner Zeit kein noch so gefährliches Abenteuer gescheut, um der Allgemeinheit zu dienen. Oft von Schmerzen in seinem einst zerbrochenen Körper heimgesucht, hat er sogar mit einem Loch im Herzen gelebt, einem Leiden, das er aus dem Urwald mitgebracht hatte, um der Menschheit zu helfen und seine Lebensaufgabe zu vollenden.

Ob er seine Teeplantagen in Taiwan durchstreifte, in den Urwald Ecuadors so tief wie noch nie ein Mensch zuvor eindrang und unentdeckte Pflanzenarten herausbrachte, ob er seine Äcker nach alter Tradition bestellte, seinen geliebten Lavendel erntete oder das uralte Einkorn-Getreide anbaute, ob er halsbrecherisch die Sanddünen in seinem Geländewagen durchquerte oder auf dem Rücken seines Hengstes über den Waldboden sprengte, ob er für die Immortellen-Ernte in nur wenigen Tagen eine Destillerie auf die Beine stellte, bei klirrender Kälte die Balsamtannen erntete oder die Hawaiianische Sandelholzfarm besuchte, ob er enge Beziehungen mit China knüpfte oder einsam und versunken in seinem Labor seine neuesten Öl-Kreationen für Glück, Fülle und spirituelle Anhebung für die Menschen manifestierte, war Gary der Abenteurer, der Erfinder, der glühende Forscher, der großzügige Philanthrop, ein Menschenfreund, der die Menschen liebte und unermüdlich für ihre Probleme Abhilfe zu schaffen suchte. Für immer wird er als der moderne Vater der Aromatherapie und der Pionier der modernen ätherischen Öle-Bewegung in die Annalen der Menschheitsgeschichte eingehen.

Die Straße zu Gott ist das Abenteuer
eines ganzen Lebens.

## Wichtige Hinweise:

Diese Geschichte ist teils aus historischen Fakten und Daten, inklusive Expertennamen und Institutionen, nach sorgfältiger Recherche aus dem Leben von Gary Young zusammengestellt und teils in dichterischer Freiheit verfasst, besonders was die jungen Jahre betrifft, worüber es keine detaillierten Aufzeichnungen gibt.

Die in diesem Buch enthaltenen Informationen dienen nur zu Bildungs- und Unterhaltungszwecken. Jegliche Hinweise auf Gesundheit, Ernährung, Diät und Lebensmittel sollten nicht zur Diagnose, Verschreibung oder Behandlung von Zuständen des Körpers verwendet und nicht als Ersatz für die medizinische Beratung verwendet werden. Weder der Autor noch der Herausgeber übernehmen die Verantwortung für eine solche Verwendung.

**Young Living™:**
**Haftungsausschluss**
Die in diesem Buch geäußerten Meinungen sind ausschließlich die Meinungen der Autorin und drücken nicht die Ansichten oder Meinungen von *Young Living™* aus. *Young Living™* unterstützt nicht, übernimmt keine Verantwortung und gibt keine Zusicherungen oder Garantien in Bezug auf solche Inhalte oder deren Richtigkeit. Ich ermutige Sie, die vorgelegten Erklärungen und Meinungen zu überprüfen. *Young Living™* haftet nicht für Schäden, die sich aus oder in Verbindung mit dem Vertrauen auf solche Inhalte ergeben.

## Literaturhinweise:

Current Essential Oil Clinical Research, Vol. 1 und 2. Shawn Peterson Ph.D, M.B.A., Tonja Peterson, Ph.D., M.B.A., USA, 2014

D. Gary Young, The World Leader in Essential Oils, Mary Young, USA, 2015

Essential Oils Integrative Medical Guide, D. Gary Young, ND, Essential Science Publishing, USA, 2003

Mitschriften aus Gary Youngs Vorträgen 1994-2018

US Medizinische Datenbank: www.pubmed.gov

## Publikationen von Gary Young

Young, D. Gary (2014). Ancient Einkorn – Today's Staff of Life. *Young Living. ISBN 978-0990510000.*

Young, D. Gary (2010). The one gift. Orem, Utah: Wisdom. *ISBN 978-0984595907.*

Young, D. Gary (2011). Shutran's Ancient Apothecary. Life Science. *ISBN 978-0983518341.*

Young, D. Gary; Lawrence, Ronald; Schreuder, Marc (2005). Discovery of the ultimate superfood: How the Ningxia Wolfberry and four other whole foods help combat heart disease, cancer, chronic fatigue, depression, diabetes and more. Orem, UT: Essential Science Publishing. *ISBN 978-0943685441.*

Young, D. Gary (2003). Raindrop Technique. Essential Science Publishing. *ISBN 978-0943685366.*

Young, D. Gary (2003). Essential Oils Integrative Medical Guide: Building immunity, increasing longevity, and enhancing mental performance with therapeutic-grade essential oils (3rd print. ed.). Salem, UT: Essential Science Publishing. *ISBN 978-0943685342.*

Young, D. Gary (2000). Pregnenolone: A radical new approach to health, longevity, and emotional well-being. Salem, UT: Essential Science Publishing. *ISBN 978-0943685281.*

Young, D. Gary (1999). The Truth Behind Growth Hormone: Its Promise and Its Peril; How to Safely Unlock the Benefits of Growth Hormone. Essential Science Publishing. *ISBN 9780943685243.*

Young, D. Gary (1999). Longevity Secrets: How the Hunza people achieve unsurpassed longevity through diet: The missing link in modern nutrition. Essential Science Publishing. *ISBN 978-0943685236.*

Young, D. Gary (1996). Aromatherapy: The Essential Beginning (2nd ed.). Salt Lake City, UT: Essential Press Pub. *ISBN 9780964818705.*

## Gary Youngs wissenschaftliche Studien auf pubmed.org:

Differential effects of selective frankincense (Ru Xiang) essential oil versus non-selective sandalwood (Tan Xiang) essential oil on cultured bladder cancer cells: a microarray and bioinformatics study.
Dozmorov MG, Yang Q, Wu W, Wren J, Suhail MM, Woolley CL, Young DG, Fung KM, Lin HK.
Chin Med. 2014 Jul 2;9:18. doi: 10.1186/1749-8546-9-18. eCollection 2014.

Chemical differentiation of Boswellia sacra and Boswellia carterii essential oils by gas chromatography and chiral gas chromatography-mass spectrometry.
Woolley CL, Suhail MM, Smith BL, Boren KE, Taylor LC, Schreuder MF, Chai JK, Casabianca H, Haq S, Lin HK, Al-Shahri AA, Al-Hatmi S, Young DG.
J Chromatogr A. 2012 Oct 26;1261:158-63. doi: 10.1016/j.chroma.2012.06.073. Epub 2012 Jun 28.
Frankincense essential oil prepared from hydrodistillation of Boswellia sacra gum resins induces human pancreatic cancer cell death in cultures and in a xenograft murine model.

Ni X, Suhail MM, Yang Q, Cao A, Fung KM, Postier RG, Woolley C, Young G, Zhang J, Lin HK.
BMC Complement Altern Med. 2012 Dec 13;12:253. doi: 10.1186/1472-6882-12-253.

Boswellia sacra essential oil induces tumor cell-specific apoptosis and suppresses tumor aggressiveness in cultured human breast cancer cells.
Suhail MM, Wu W, Cao A, Mondalek FG, Fung KM, Shih PT, Fang YT, Woolley C, Young G, Lin HK.
BMC Complement Altern Med. 2011 Dec 15;11:129. doi: 10.1186/1472-6882-11-129.

## Über die Autorin

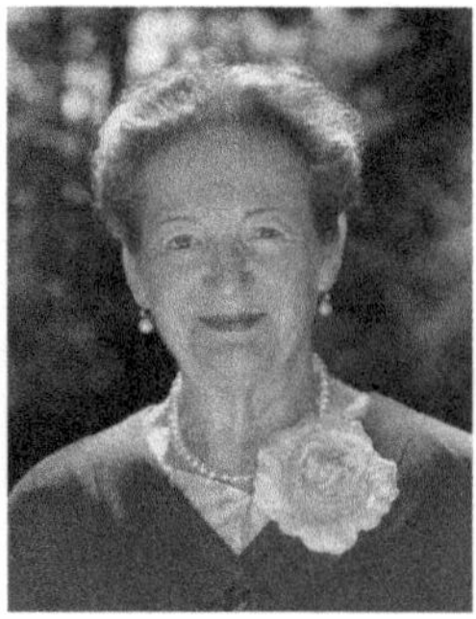

**Maria L. Schasteen** ist ärztlich geprüfte Aromapraktikerin, Gründerin der Firma *Secrets of Nature* und Autorin der Bestseller-Trilogie *Duftmedizin* und weiterer Bücher und Publikationen. Sie schaut auf eine über fünfundzwanzigjährige Erfahrung mit ätherischen Ölen zurück. Die duftenden Essenzen zum Wohle der Menschheit einzusetzen und das Wissen von der Heilkraft ätherischer Öle weiterzugeben, ist ihr ein besonderes Anliegen.

Kontakt:
Maria L. Schasteen
www.mariaschasteen.com

### Ressourcen

Die Autorin stellt eine umfangreiche Liste von Ressourcen bereit, die helfen, mehr über eine Vielzahl von Themen zu erfahren, die in diesem Ratgeber behandelt werden. Da jedoch ständig hilfreiche neue Informationen und Erkenntnisse dazukommen, ist es sinnvoll, diese Liste online bereitzustellen, wo sie regelmäßig aktualisiert wird.

Besuche die Webseite jederzeit unter:
**www.secretsofnature.org**

# Original Duftmedizin

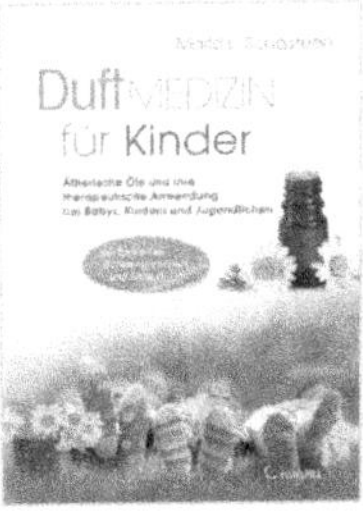


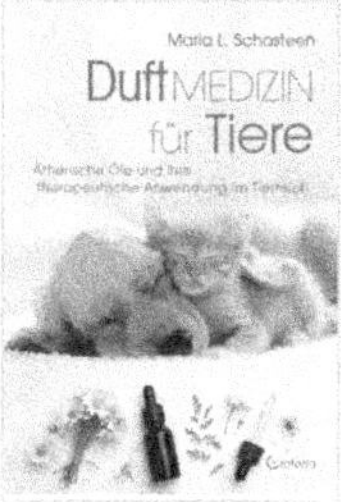


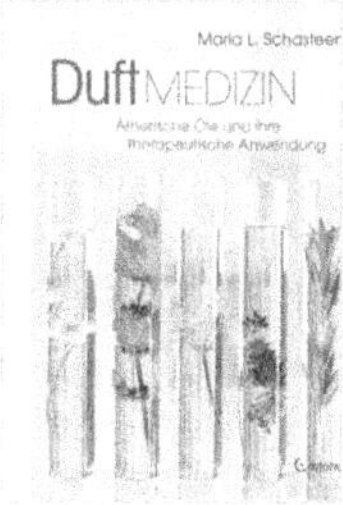


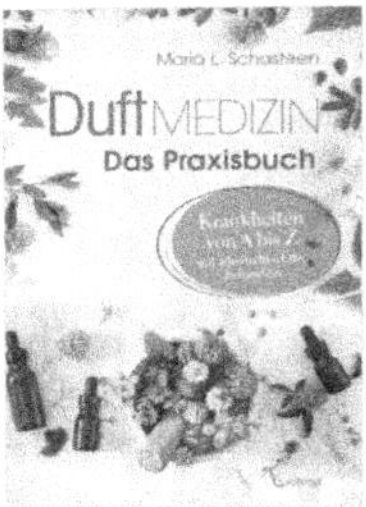


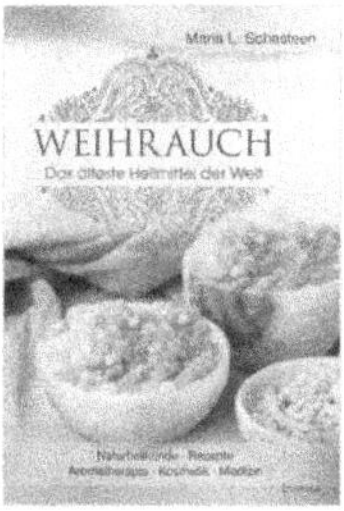


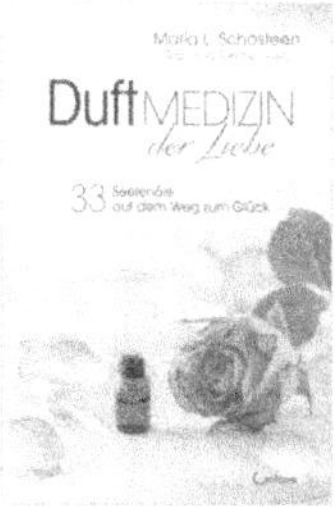


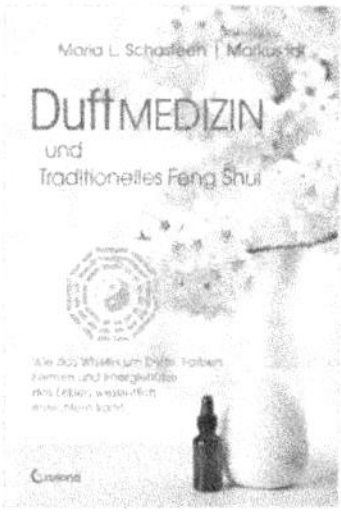


**Duftmedizin für Kinder**
Ätherische Öle und
ihre therapeutische Anwendung
bei Babys, Kindern und Jugendlichen
ISBN 978-3-86191-085-5

**Duftmedizin für Tiere**
Ätherische Öle und
ihre Anwendung im Tierreich
ISBN 978-3-86191-079-4

**Duftmedizin**
Ätherische Öle und ihre
therapeutische Anwendung
ISBN 978-3-86191-074-9

**Duftmedizin – Das Praxisbuch**
ISBN 978-3-86191-259-0

**Weihrauch**
Das älteste Heilmittel der Welt
ISBN 978-3-86191-107-4

**Duftmedizin der Liebe – 33 Seelenöle auf dem Weg zum Glück**
ISBN 978-3-86191-216-3

**Duftmedizin und Traditionelles Feng Shui**
ISBN 978-3-86191-121-0

# *Duftmedizin – Ratgeber kompakt*

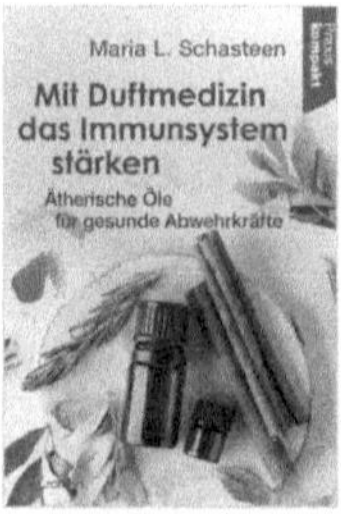


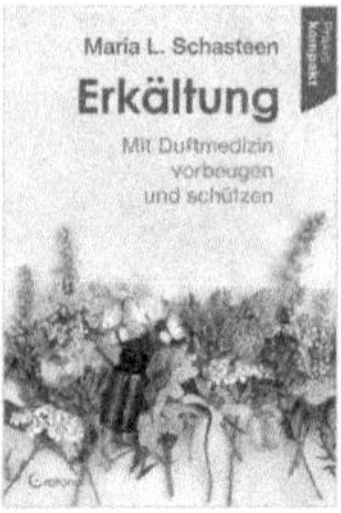


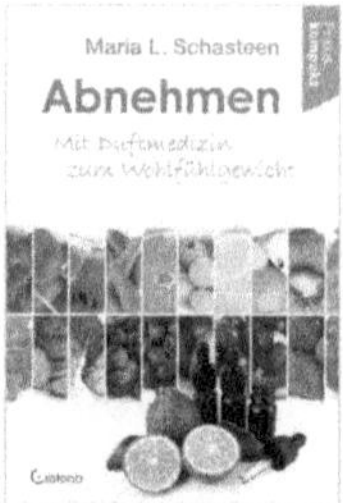


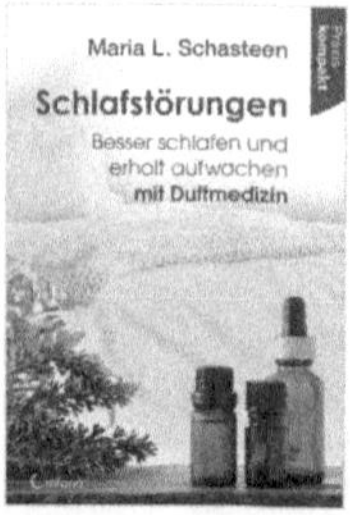


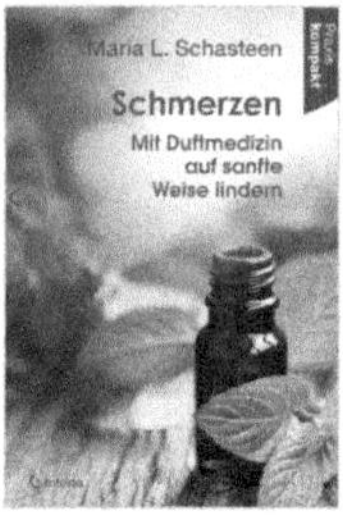


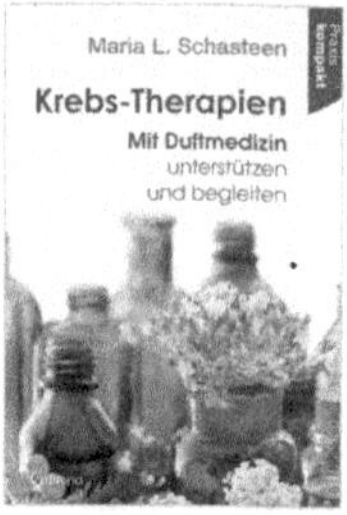


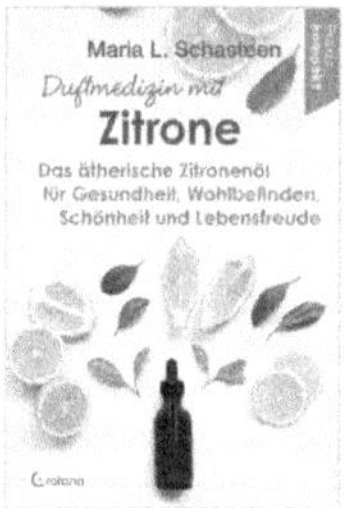


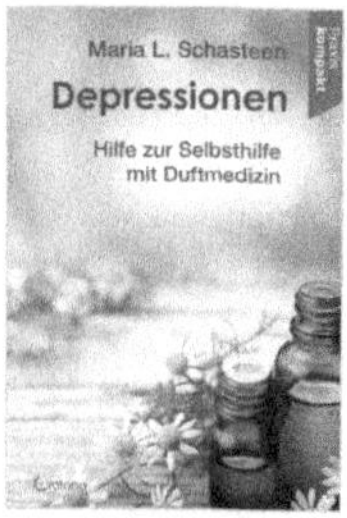


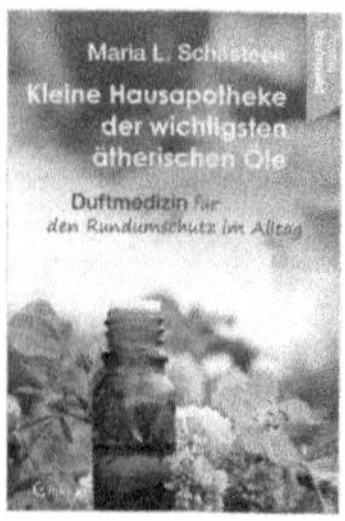


**Mit Duftmedizin das Immunsystem stärken**
ISBN 978-3-86191-292-7

**Erkältung – Mit Duftmedizin vorbeugen und schützen**
ISBN 978-3-86191-114-2

**Abnehmen – Mit Duftmedizin zum Wohlfühlgewicht**
ISBN 978-3-86191-115-9

**Schlafstörungen – Besser schlafen und erholt aufwachen mit Duftmedizin**
ISBN 978-3-86191-135-7

**Krebs-Therapien – Mit Duftmedizin unterstützen und begleiten**
ISBN 978-3-86191-217-0

**Schmerzen – Mit Duftmedizin auf sanfte Weise lindern**
ISBN 978-3-86191-226-2

**Depressionen – Hilfe zur Selbsthilfe**
ISBN 978-3-86191-231-6

**Duftmedizin mit Zitrone**
ISBN 978-3-86191-281-1

**Kleine Hausapotheke der ätherischen Öle**
ISBN 978-3-86191-268-2